치매와 싸우지 □

KB139182

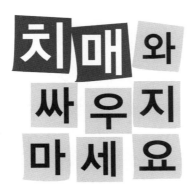

치매와 싸우지 마세요

나가오 가즈히로·곤도 마코토 지음 | 안상현 옮김

윤출판

문제투성이인 치매 의료

저는 치매 전문의는 아닙니다. 하지만 매일 외래나 왕진, 또는 시설에서 수많은 치매 환자를 진료하고 있습니다. 또 신문, 잡지, 인터넷 등에서 치매 의료와 이를 둘러싼 사회문제에 대해 발언을 많이 한 때문인지 다른 지역에서도 환자가 찾아옵니다. 그 바람에 제 클리닉은 마치 '치매 피난처' 같습니다. "저희 어머니가 치매가 아닐까요?" "빨리 발견해서, 빨리 약을 먹어야 낫지 않을까요?" 이렇게 말하며 어쩔 줄 몰라 하는 것은 사실 환자 본인이 아니라 가족입니다. "정신과와 신경과를 다니면서 약을 먹고 있는데 난폭한 행동 때문에 너무 힘들어요. 지금 빨리 와주세요!"라는 가족의 비명에 응답하기 위해 저는 낮밤 가리지 않고 왕진을 갑니다.

그런데 환자 가족들에게 치매에 관해 설명하면 거의 예외 없이 "그럼 좋은 약을 처방해주세요." 하고 말합니다. 그런데 사실 그 약이라는 것이야말로 상당히 수상한 것이라고 제가 이전에 낸 책[1]에서 이미 구체적으로 설명했는데, 아직 널리 알려지지는 않은 것 같습니다. 용기를 내어 말하자면 **현재 치매 의료는 상당히 잘못되어 있습니다.**

---

1 나가오 가즈히로, 마루오 다에코, 『할매할배, 요양원 잘못 가면 치매가 더 심해져요』

'치매 = 전문의 진료와 검사 → 약물 → 치매 진행 → 시설이나 병원 입원 → 치매가 더 진행 = 더 이상의 의사결정이 불가능해짐', 이런 식으로 의사가 위에서 내려다보며 일방적으로 환자에게 낙인을 찍는 것처럼 느껴집니다.

게다가 **치매 환자의 간병 역시 의문투성이입니다.** 예를 들면, 치매 환자가 처음 간병 시설에 들어가면 간병 직원들은 담당 의사에게 치매약과 BPSD약(진정제 같은 것)을 처방해달라고 요청합니다. 간병 시설의 방은 '탈출'을 시도하는 사람이 있기 때문에 문이 절대로 열리지 않도록 이중 삼중으로 잠겨 있습니다. 이에 더해 직원들은 또 다시 '탈출' 방지를 위해 추가적인 진정제 처방을 요구하는 것입니다.

시설 직원들과의 관계 방식에 따라 환자의 상태가 좋아지거나 나빠지는 등 완전히 다른 상태가 되는 것이 치매인데, 이런 기본적인 지식을 가진 간병 직원은 아직 소수에 지나지 않습니다. 의사 또한 약 처방에만 관심이 있을 뿐, 환자의 생활이나 인생의 즐거움에 대해서는 아직 배려가 부족합니다.

치매 환자는 매년 증가하고 있습니다. 이는 일본뿐 아니라 대부분의 선진국들에서 똑같이 고민하는 문제입니다. 그런데 일본에서는 **잘못된 의료와 간병 때문에 실제보다 더욱 심하게 치매가 증폭되는 것 같습니다. 다시 말해 치매에는 '의료가 원인인 병'과 '간병이 원인인 병'이 상당수 섞여 있는 게 아닐까 하는 생각조차 듭니다.**

단지 치매약을 한 알만 줄여도 딴사람처럼 회복되는 사례를 저는 많이 보아왔습니다. 그럴 때마다 환자 가족들은 "이렇게 건강해지다니 마치 마법 같습니다!"라고 놀라며 고마워하는데, 사실 제가 한 일이라고는 전문의가 처방한 약을 중단시킨 것밖에 없습니다. 약을 한 알 줄인 것만으로 과분할 정도로 감사 인사를 듣고 명의가 되는 것입니다.

자동차 저널리스트인 도쿠다이지 아리츠네 씨가 얼마 전에 세상을 떠났습니다(2014년 11월). 그의 저서 『문제투성이인 자동차 선택』(1976년)이란 책은 시리즈 판매 누계 200만 부를 넘어선 베스트셀러입니다. 자동차를 사는 일은 한 가족에게 그만큼 큰 이벤트입니다. 그의 책을 몇 권이나 보고 가족회의를 열어서 고민 고민한 끝에 자동차를 고르는 것이 일본 가족의 모습이었습니다.

그런데 '치매에 걸린 부모나 배우자'의 의료와 돌봄에 관해서는 왜 그만큼 신중하게 생각하지 않는 걸까요. 자동차를 고르는 것보다 훨씬 더 중요한 문제인데 말이죠. 별생각 없이 의료나 간병을 어찌어찌 결정하면서 '문제투성이인 치매 의료와 간병'을 선택해버립니다. '우리는 잘 모르니까…'라면서 안이하게 다른 사람 손에 맡겨버리기도 하고요. 그런 데다가 치매를 제대로 이해하지 못하는 의사나 케어매니저[2], 간병인이라면 가족에게 "함께 싸워봅시다!" 하고 말하더라도 올바르게 싸울 리 만무합니다.

우선은 **가족이 현명해져야 합니다.** 새 자동차보다는 부모님이나 할머니, 할아버지의 인생이 더할 나위 없이 소중합니다. 이제 '대(大)치매 시대'가 눈앞에 다가왔습니다. 의료나 간병 역시 대전환 시대로 접어들고 있습니다. 가족과 환자 여러분, 지금이야말로 치매에 대한 관점을 바꾸고 대비해야 합니다. **관점을 바꾸면 불필요한 싸움을 할 필요가 없습니다.** 이런 생각을 하던 중에 이 책의 기획을 제안받았습니다. 『문제투성이인 자동차 선택』처럼 만약

---

2 케어매니저(care manager): 환자나 노인의 요양을 전문적으로 담당하는 전문가로서 요양 이용자에게 제공하는 서비스를 총괄하고 조정한다. 일본은 케어매니저 제도를 법제화해 공식적으로 운영하며 국가고시로 선발한다.

200만 명이 이 책을 읽어준다면, 치매 의료와 간병은 크게 나아질 거라고 확신합니다.

이 책의 공저자 곤도 마코토 씨와 이름이 같은 어느 의사(전 게이오대학병원 방사선과 전임강사)가 예전에 『암과 싸우지 마라』란 책을 냈습니다. 암의 경우 싸울지 말지는 대체로 환자 스스로 결단합니다. 그런데 치매는 어떨까요? 본인은 평온하고 행복해 보이는데 가족은 비장한 경우가 실제로 많습니다. 심지어 가족이 엉뚱한 방식으로 치매와 싸우다가 소중한 사람의 존엄성을 훼손하고 마는 경우도 있습니다. 그런 가족은 나중에 반드시 후회합니다. 그 옛날에도 치매 환자는 있었습니다. 하지만 현대 의료, 현대 간병 그리고 현대 사회가 필요 이상으로 치매를 과장하고 때로는 불을 붙이고 있는 것 같습니다. 그렇기 때문에 가족이 더 현명해져야만 합니다.

이 책을 통해, **가족의 대응 방법에 따라 치매 환자의 운명이 크게 달라진다**는 점을 이해하게 되면 언젠가는 반드시 도움이 될 것입니다. 결국 **치매란 당사자의 문제일 뿐 아니라 가족의 문제입니다.** 허망한 싸움을 벌이는 쪽은 가족이니까요. 가족들이 환자와 치매를 상대로 어떻게든 이겨보려 하는 것입니다. 가족이 져주면 대부분이 해결되는데 말이죠.

이 책의 공저자인 곤도 마코토 씨는 이전에 저와 함께 책을 썼던 마루오 다에코 씨의 소개로 2년 전에 알게 되었는데, 우리 두 사람은 곧바로 의기투합했습니다. 공무원답지 않은 이런 공무원이 있다는 사실에 의사답지 않은 의사로 불리는 저도 놀랐습니다. 이런 '답지 않은' 둘이 모였기에 지금까지 아무도 말하지 않은 치매에 관한 문제제기를 할 수 있었다고 자부합니다. 기획과 편집을 위해 큰 수고를 해주신 북맨샤의 고미야 아카리 씨, 그리고 무엇보다 인생에 대해 많은 것을 가르쳐준 치매와 치매 환자의 가족들께 진심으로 고마운 마음입니다.

의사 나가오 가즈히로

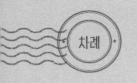

차례

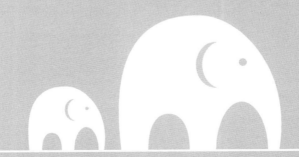

1

치매는
노화일까,
병일까

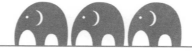

　요즘 전국의 공무원들에게 주목받고 있는 곤도 마코토 과장님과 이렇게 서한을 주고받을 수 있어서 기대가 큽니다. 첫 주제를 무엇으로 할까 여러 날 고민했는데, 역시 본질적인 이야기부터 시작하는 게 어떨지요?

　곤도 과장님, **치매는 '노화'와 '질병', 어느 쪽이라고 생각하시나요?** 왜 이런 질문을 하느냐면, 치매에 대한 관점의 문제가 잘못된 치매 치료의 시작이 될 수 있기 때문입니다. 그래서 먼저 이에 대해 생각해보고자 합니다.

　저는 치매 전문의는 아닙니다. 아마가사키 시(일본 효고 현 남부의 공업 도시-옮긴이)의 일개 마을의사입니다. 하지만 어떤 날은 대학 병원의 전문의보다도 치매 환자를 많이 볼 정도입니다. 그럴 만큼 매년 치매 환자가 급증하고 있습니다. 이제는 두려울 정도입니다. 그래서 치매 관련 의료에 대해 매일매일 필사적으로 공부하고 있습니다. 하지만 공부를 하면 할수록 치매를 '노화'로 봐야 할지 '질병'으로 다뤄야 할지 망설이게 됩니다. 저는 현재 종합 진료 클리닉의 원장으로 주간 외래와 아침 및 저녁 시간대 재택 진료(때로는 밤 12시 넘어서까지)를 병행하고 있습니다.

외래로 저를 찾아오는 환자 대부분은 '치매' 진료를 받으러 오는 게 아닙니다. 당뇨병, 고혈압, 류마티스 관절염, 요통, 암 등으로 내원해 치료받고 경과를 보던 중에 치매가 발견되는 게 패턴입니다. 이는 단지 고령자만의 이야기가 아니라 60대, 50대 환자 중에서도 치매가 의심되는 경우가 늘고 있습니다(치매란 알츠하이머병, 루이체 치매, 혈관성 치매, 전측두엽 치매 등의 총칭으로 상당히 얼추잡은 병명이라 생각하지만, 달리 마땅한 단어가 없으므로 여기서도 '치매'란 단어를 채용했습니다).

어제도 재택 진료 환자의 딸이 울면서 상담을 요청해왔습니다. "아버지가 저를 못 알아봐요! 치매가 악화되었어요! 이제 정말 어쩔 수가 없네요. 시설로 보내드려야 할 것 같아요."라는 말이었습니다. 재가돌봄을 하는 중에 가족의 마음이 가장 무너지는 순간이 바로 환자가 배회를 시작했을 때, 실금을 했을 때, 그리고 가족을 몰라볼 때입니다. 그 기분은 저도 통감합니다. 하지만 울고 있는 딸 옆에서 정작 아버지는 싱글벙글 기분이 좋아 보였습니다. 그래서 저는 딸에게 (조금 차갑게 들렸을지 몰라도) 이렇게 말했습니다.

"이제 어쩔 수 없다고 하셨는데, 곤란한 사람은 따님이고 아버님은 그렇지 않은 것 같군요. 사회복지사와 방문 간호사도 최선을 다해서 돌봐주고 있으니, 조금 더 집에서 상태를 지켜보는 게 어떻겠습니까?"

알츠하이머병
해마에 병변이 생겨 기억장애가 현저한 치매. 발병 시기를 명확히 알 수 없을
정도로 건망증에서부터 서서히 진행한다.

루이체 치매
주로 후두엽의 혈류 저하에 의해 환시(幻視), 수면 중 이상행동, 종종걸음,
우울증 등의 증상이 나타난다. 진단이 어려운 질환이다.

혈관성 치매
뇌경색, 뇌출혈 등의 후유증으로 발생하는 치매. 갑자기 발생해 단계적으로
진행한다. 무기력, 무표정, 자발성 저하 등이 나타난다.

전측두엽 치매
전두엽과 측두엽의 위축으로 발생하는 치매. 같은 행동이나 단어를
반복하고, 도둑질 등의 일탈 행위를 하거나 무기력하게 틀어박혀 있는
사람도 있다.

　

제 말이 올해로 90세가 된 환자의 가슴을 울렸나 봅니다. 제가
돌아오려 할 때 환자는 네모난 검은 물건을 손에 들고 나와 현관
에서 몰래 저에게 건네주려 했습니다.

"어디의 뉘신지 모르겠지만(저는 2년 전부터 이분을 진료하고 있습니
다) 오늘 도와줘서 고맙소. 자, 이것은 내 보물 같은 포르노 비디오
요. 딸한테 들키기 전에 조용히 가지고 가시오."

"어? 아버님, 따님을 잊어버리지 않으셨군요! 좋습니다. 하지만
에로 비디오는 됐습니다. 저희 집에서는 DVD만 볼 수 있거든요."

"뭐라고? 뚱뚱해서(DVD의 일본 발음이 '데부데(뚱뚱해서)'와 유사
함-옮긴이) 볼 수가 없다고? 뭘 모르는 양반이구먼. 타니 나오미는

뚱뚱이가 아니야.[3] 글래머에다 미인이지! 당신 아무것도 모르는구 먼!"

비록 주치의인 저는 기억해주지 못했지만 에로 여왕의 이름은 생각해냈습니다. 멋지지 않나요? 만약 시설에 들어간다면 포르노 비디오는 아마 못 보게 될 텐데 그때야말로 이 환자는 괴로울 것입니다.

'건망증'과 '치매'는 다르다고 많은 책에 적혀 있습니다.

건망증은 나이가 들면서 누구에게나 생길 수 있다라든지, 어제 저녁 식사로 무엇을 먹었는지 기억이 안 나는 정도라면 노화, 어제 저녁 식사를 했는지 자체가 기억나지 않는다면 '치매' 가능성이 있다라고 말이죠.

하지만 누군가 이 두 가지가 전혀 다른 것이냐고 묻는다면, 저는 '사실 이 둘은 연속선상에 있다'고 답합니다. 건망증의 연장선 위에 '치매'가 있는 모양새이지요. 결국 어디에 선을 긋느냐 하는 명제입니다. 환자 본인이나 주변 사람들이 그리 힘들지 않다면 그건 건망증 정도로 여겨도 괜찮지 않을까요? 그러나 도저히 생활을 지속할 수 없을 만큼 지장이 있다면 치매라고 해야 할지도 모르겠습니다.

따라서 치매는 '노화'이기도 하고 '질병'이기도 하다, 이렇게 말하면 될까요? 실은 의사들 사이에서도 한창 논란이 벌어지고 있습니다. '치매는 질환이다!'라고 딱 잘라 말하는 의사일수록 약물

---

3 타니 나오미: 1960~70년대를 풍미했던 일본의 포르노 여배우.

치료에 매달리고, '아니다, 노화다!'라고 말하는 의사일수록 치료보다는 관리에 중점을 두고 대응하려 합니다. **저는 그 사이에서 중용을 지키고 싶습니다. '노화' 부분과 '질병' 부분(즉 개선의 여지가 있는 부분)의 비율이 어떤지 의사가 올바르게 판단할 수 있어야 합니다.** 이때 '나이'라는 요인을 가미해서 평가하는 것이 매우 중요합니다. 나이가 들면 들수록 '노화 현상'의 의미를 더욱 신중하게 고려해야 합니다. 따라서 앞에서 언급한 90세 환자와 같이 정신이 다소 흐려져 있더라도, 저는 솔직히 치매라는 단어를 사용하고 싶지 않습니다.

돌봄 공무원의 편지

　　나가오 가즈히로 선생님, 수면 시간까지 줄여가며 매일 현장에서 많은 환자를 진료하시는 의사 선생님과 이렇게 편지를 주고받을 수 있게 되어 영광입니다. 이전에 아마가사키에서 열린 강연에서 만나뵈었을 때 "이 마을이 제 병동입니다."라며 자랑스러워하시던 나가오 선생님을 보고, '아! 이분은 신뢰할 수 있는 좋은 의사구나' 하는 확신을 가졌습니다. 또한 "치매는 의학 서적만 읽는다고 알 수 있는 것이 아니고 환자한테 배우는 수밖에 없다."라고 말씀하셨던 기억도 납니다.

　　그런데 처음부터 '치매는 노화인가, 질병인가?'라는 고민스러운 주제를 직구로 던지시니 저도 기합이 들어갑니다. 앞으로 잘 부탁드립니다.

　　누구나 생명은 유한합니다. 끝이 있죠. 에히메 현 사이죠 시에 있는 저희 집에는 아버지가 남겨주신 논이 있습니다. 제 나이쯤 되면 물론 좀 벅찰 때도 있지만 그래도 일본인의 주식인 쌀을 모내기해서 직접 기르고 가을 수확 때가 되어 마침내 흰쌀밥을 지어 한

입 가득 물면 무엇과도 바꿀 수 없는 최고의 행복을 느낄 수 있습니다.

벼의 일생이나 인간의 일생이나 종착지는 같지 않나 생각합니다. 햇빛과 물로 길러져서 푸르른 잎이 우거진 여름을 지나 이윽고 결실의 계절을 맞아 수확됨으로써 주변에 도움을 주고, 제 역할이 끝나면 시들어 조용히 땅으로 돌아갑니다. 당연한 말이지만 인간 역시 끝이 다가올수록 시들어가는, 즉 노화가 진행됩니다. 신체뿐만 아니라 뇌 역시 노화합니다. 불로불사는 인류가 닿을 수 없는 꿈입니다. 노화가 진행되면 젊었을 때와 비교해 여러 기능이 저하되고 회복력(면역력)도 떨어져 병에 걸리기 쉬워집니다. 당연히 뇌 질환에도 걸리고 치매도 생길 수 있습니다.

이제 나가오 선생님이 제게 질문하신 주제에 대해 말씀드리겠습니다. **치매는 질병입니다. 하지만 치매의 가장 큰 원인은 노화라고 저는 이해하고 있습니다.**

저는 1960년에 태어났는데 혹시라도 제가 치매에 걸린 건 아니지만 뇌 혈류검사(SPECT)상 알츠하이머병 초기라는 것이 밝혀진다면 저는 즉시 그 결과를 통보받고 싶습니다. 하지만 지금으로부터 20년이 지나 은퇴를 한 뒤라면(벼에 비유하자면 쌀이 모두 수확되고 잎도 시든 상태라면) 알츠하이머병에 대해 굳이 통보받지 않아도 좋을 것 같습니다. 치매는 분명히 뇌 질환 때문에 발생하는 증상이므로 '노화'이면서 '질병'임에는 틀림없습니다. 의사들 사이에서는 '노화다' 또는 '질병이다'로 의견이 크게 나뉘는 게 이해는 가지만, 그런 논쟁을 할 바에야 다른 데에 좀 더 집중해주었으면 합니다. 바로 '환경 변화'입니다. 현대 사회는 '편리'라는 미명 하에 본래 우리가 해야 할 일을 방치하고 있는 것 같습니다. 침대가 생기면서 이불 정리를 안 해도 되게 변했고, 자동차 사회가 되면서 걷는 거리도 확 줄어들었습니다. 휴대전화가 대신 기억해주니까 집이나 친구, 직장 전화번호를 기억할 필요도 없습니다. 일본인들은 컴퓨터에 익숙해지면서 어려운 한자도 쓸 수 없게 되었습니다.

이런 게 인간이 추구해온 '편리'의 결과입니다. 동시에 이는 '퇴화'의 역사라는 생각도 듭니다. 기술혁신이 진행되면서 인간은 신체와 뇌를 모두 사용하지 않는 방향으로 가고 있습니다. 인간은 원래 주어진 시간 동안 신체와 뇌를 최대한 써서 자기가 타고난 능력을 모두 소진했을 때 이윽고 죽음을 맞도록 창조되었다고 생각합니다. 오늘과 같은 시대를 부정하려는 것은 아니지만 급격한 변화가 잉여 인간을 많이 만들어낸 것 같습니다. 그 결과가 바로 치매의 증가가 아닐까요? 어떤 집단 안에서 자신이 할 수 있는 일은 확실히 하면서 환경 변화가 크지 않은 생활을 수십 년간 해왔다면 생활에 문제가 생기는 경우는 많지 않을 것입니다. 생활 속에서 신체와 뇌를 최대한 사용하지 않으면서 예방이다, 재활이다, 뇌 훈련이다, 라거나 치매가 노화인가 아닌가, 라며 의사가 앞장서서 야단을 떠는 것에 대해 저는 매우 위화감을 느낍니다.

미국의 스노든(David Snowden) 박사가 1986년부터 노트르담 교육 수도회에서 하고 있는 '수녀 연구'를 알고 계시는지요? 100세를 넘기고도 정신이 맑은 수녀가 많이 있었는데 그들이 사망한 후 뇌를 해부해봤더니 뇌에 알츠하이머 병변이 발견되었는데도 생전에 치매가 발생하지 않았던 케이스가 여러 건 보고되었다고 합니다.[4] 강한 정신력에다 지지와 애정으로 형성된 상설 네트워크가 요인일 거라고 추측되는데, 결국 그들이 치매에 걸리지 않은 이유는 **생애 끝까지 현역 수녀로 활동했고 충실한 일상이 마지막까지 보장되어 있었기 때문이 아닐까요? 중요한 것은 '생활' 그 자체인 환경이라고 생각합니다. 그리고 '불안'을 없애는 것입니다.**

현재 저는 미래에 대한 계획을 확실히 세워둔 상태라 '불안'을 제거할 수 있습니다. 그렇기 때문에 치매 진단을 받는다면 알기를 원하는 것이죠. 하지만 20년 후라면 병에 걸렸다는 사실을 알게 됨으로써 저도 '불안'해질 것이라 생각합니다. 생각하는 방식이나 환경도 나이가 들면 달라집니다. 아니 달라지는 것이 당연합니다. 그러하므로 **누구나 치매를 올바르게 이해하고 '치매에 걸려도 괜찮다'는 인식이 공유된 사회, 그리고 그런 환경을 만드는 게 중요하다고 생각합니다.**

---

4 수녀 연구(Nun Study): 678명의 수녀(연구 시작 시 75~102세)를 대상으로 매년 인지 기능을 검사함. 뇌 병변과 치매 발병이 반드시 일치하는 것은 아니라는 사실과 알츠하이머 병변이 있더라도 뇌경색이 없다면 치매가 중증화되지 않는다는 것이 판명됨.

2

낫는 치매,
느긋하게 함께
지낼 수 있는
치매

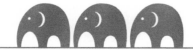

곤도 과장님, 시작부터 날카로운 고찰을 들려주셔서 감사합니다. 확실히 치매 의료에서는 현대인의 환경과 환자 개개인의 환경을 중시하지 않는 의사가 많습니다. 그때그때 주변증상에 어떻게 대처할지에만 힘을 쏟을 뿐 '왜 지금 이런 증상이 나타날까'에 대해 생각할 여유가 없습니다. 환자의 환경을 이해하지 못함으로써 잘못된 약물 처방으로 이어지는 것도 사실입니다. 제가 **치매 치료는 집이 더 바람직하다**고 여기는 것도 이런 점 때문입니다. 병실에서보다 환자의 환경을 훨씬 잘 볼 수 있으니까요.

예를 들어 갑자기 폭언을 시작한 할머니 환자가 있다고 해보죠. 환자의 상태를 진정시키기 위해 병원에서는 우선 진정제를 처방할 것입니다. 하지만 재택 진료를 통해 계속 그 환자를 보아왔다면, '아, 도쿄에서 사는 큰며느리가 오늘 방문했군. 혹시 할머니에게 큰며느리의 방문이 견딜 수 없는 스트레스가 아닐까?'라는 생각을 할 수 있습니다. 그러므로 "큰며느리가 도쿄로 돌아갈 때까지 조금 더 상태를 지켜보죠."라고 말하며 기다릴 수 있습니다. 제가 처방한 것이라곤 이 말이 다입니다. 그런데 "나가오 선생님 말씀대로였습니다. 형수님이 떠나자 원래의 어머니로 돌아오셨어요."라며 둘째 아들이 감사를 표했습니다.

환경을 자세히 관찰할 것, 그리고 기다릴 것. 이것이 바로 현재 치매 의료에서 부족한 부분입니다. 물론 의사이기 때문에 환자가 나을 수 있다면 당연히 치료하고 싶고, 또 실제로 치료 가능한 치매도 있습니다. 그러나 그 외에도 느긋하게 함께 지낼 수 있는(다시 말하면 환경 속에서 지켜볼 수 있는) 치매도 있습니다. '느긋하게 함께 지내더라도 치매는 진행하는 거 아닌가!' 하는 다른 의사들의 목소리가 들리는 것 같군요.

치매라는 것은 상당히 얼추잡은 총칭입니다. 그런데도 현재 의사가 쓰는 주치의 의견서[5]의 병명 칸에 '치매'라고 적혀 있는 것을 심심치 않게 발견할 수 있습니다. '알츠하이머병', '루이체 치매', '혈관성 치매', '전측두엽 치매' 등 크게 네 가지 병태를 총칭해 '치매'라고 합니다. 이 네 가지는 겹치는 부분도 많고 알츠하이머병에서 루이체 치매로 이행하는 경우도 있지만, 기본적으로 구별해야 하는 질환입니다. 왜냐하면 약물요법이 완전히 다르다고 할 수 있을 정도로 차이 나기 때문입니다.

이 네 가지 중 치료가 가능한 건 어느 질환인가 하고 묻는다면 또 이야기가 복잡해집니다. 약물요법을 통해 현재 나타난 주변증

---

5 주치의 의견서: 일본에서 장기요양인정 신청에 필요한 진단서로, 주치의가 작성한다. 가족이 어떤 점들을 힘들어하는지를 의사에게 이야기해서 진단서 내용에 포함시키면 좋다.

상을 '어떻게 할 수 있다'거나 '어떻게 해도 안 된다'는 수준에서라면 어느 정도 예측이 가능합니다.

> **주변증상**(behavioural & psychological symptoms of dementia, BPSD)
> 질환의 직접적인 증상인 '중심증상'에 비해 부차적으로 발생하는 증상.
> 정신행동증상이라고도 한다. 개인차가 크고 배회, 폭력, 간병 저항, 환각,
> 우울 등의 증상이 있다. 본인과 주위를 힘들게 하는 것은 중심증상보다
> 주변증상이라고들 한다.
>
> **중심증상**
> 뇌의 위축이나 혈류저하로 인한 치매 환자 공통의 증상. 기억장애,
> 지남력장애(시간이나 장소를 인지하지 못함), 판단력장애, 시행기능장애
> 등이 있다.

그런데 애초에 현재 증상을 '어떻게 할 수 있다'라고 생각하게 되는 동기는 무엇일까요? 누가 그런 생각을 하는 것일까요? 본인? 아니죠, 대부분 환자를 간병하는 사람들입니다. '어떻게든 하고 싶다'에 담긴 구체적인 희망은 사람에 따라 천차만별입니다. 예를 들면 이렇습니다.

한밤중에 계속 노래를 부르는 와상 상태의 할머니가 있다고 해봅시다. 어떤 가족은 '어떻게든 해주세요'라며 의사에게 호소하는 반면 다른 가족은 '좋은 자장가네요'라며 즐거워하는 등, 가족에 따라 반응이 극단적으로 다릅니다.

저는 전자의 가족에게는 수면제를 처방합니다. 할머니에게요? 아니요, 간병하는 가족에게요. 당연하지 않나요? 무엇인가 해달

라는 쪽은 환자가 아니라 가족이니까요. 주변증상은 이런 식으로 대처 방식이 다양할 수 있습니다. 하지만 중심증상에 대해서는 '어떻게 할 수 있다'는 것이 솔직히 말해서 어렵습니다.

한편 '낫는 치매'로 알려진 상태가 몇 가지 있습니다. 제 나름대로 설명하자면 '치매로 오인된 질환'입니다. '만성 경막하혈종', '정상압 수두증', '갑상선기능저하증' 등입니다. 이런 것들은 '느긋하게 함께 지낼 수 있는' 게 아니라 증상이 나타나면 빨리 의사의 진료를 통해 치료받아야 하는 질환입니다. 따라서 어떤 질환인지 확실히 아는 것이 중요합니다. 이것을 '진단'이라고 합니다. '당연하지!'라고 생각할 수 있지만 현실에서는 이것이 꼭 당연한 것만은 아닙니다.

만성 경막하혈종
가벼운 머리 외상 등에 의해 뇌와 경막 사이에 서서히 피가 고여 혈종화한 것. 수술로 혈종을 제거할 수 있는 경우가 많다.

정상압 수두증
머릿속에 뇌척수액의 흐름이 저해되어 발생한다. 보행장애가 나타나고 요실금 등을 동반한다. 수술로 호전을 기대할 수 있다.

갑상선기능저하증
갑상선호르몬 부족에 의해 발생하는 질환으로 여성에게 많다. 감정결핍, 기억력저하, 운동완서(육체적 정신적 반응이 둔함) 등의 증상이 나타난다. 약물 치료가 가능하다.

예를 들어 근처에 있는 노인 그룹홈을 관찰해보세요. 2단위라면 18명, 3단위라면 27명이 입소해 있을 것입니다.[6] 입소자들이 각각 어떤 종류의 치매 환자인지 관계자나 의사에게 물어보세요. 네 가지 치매를 구별해둔 그룹홈은 별로 없을 것입니다. 더 자세히 조사해보면 '낫는 치매'도 한 명 정도는 포함되어 있을지 모릅니다. 저는 항상 이런 소박한 의문을 가지고 진료하고 있습니다. 간혹 증상이 진행함에 따라 '진단'이 달라지는 경우도 있습니다. 일단 병태를 표현하기 위해 사용하는 표기가 '알츠하이머병'이나 '픽병(Pick disease)' 등의 병명인데, 이는 의사가 편의상 사용하는 암호 같은 것입니다. **병명에 집착해서 좋을 일은 없습니다. 중요한 것은 환자의 뇌에 지금 무슨 일이 벌어지고 있는지, 가족은 왜 곤란해하고 있는지입니다.** 다시 말해 단순하게 대응하면 됩니다. 모든 것은 뇌와 뇌를 둘러싼 상황을 정확하게 '진단'하는 일에서부터 시작합니다.

---

6 그룹홈: 5~9명을 1단위로 해 소수가 생활하는 장소. 기본적으로 1인실이고 거실과 주방은 공유한다. 음식 만들기 등 스스로 할 수 있는 일은 직접 하면서 지내는 가정적인 분위기가 특징이다.

한밤중에 노래를 부르는 할머니 이야기, 흥미롭게 읽었습니다. 읽고 나니 '억간산'[7] 이야기가 떠올랐습니다. 지금이야 억간산이 치매에 가장 널리 사용되고 있는 한방약이지만, 언젠가 군마대학 야마구치 하루야스 선생으로부터 이런 질문을 받은 적이 있습니다. "억간산이 원래 무슨 약인지 알고 있나?" 나가오 선생님은 물론 알고 계시겠지만, 원래 억간산은 밤에 어린아이가 울 때 짜증을 달래는 약입니다. 그때 야마구치 선생은 이런 이야기를 들려주었습니다.

"정말 실력 있는 소아과 의사는 말이지, 억간산을 처방할 때 아이 엄마에게 이런 설명을 한다네. '이 약은 한방약이라 써서 아이가 복용하기 어려워요. 엄마가 아이와 함께 복용하면 아이도 안심하고 복용하지요.'라고."

그 말을 듣고 저도 모르게 무릎을 탁 쳤습니다. 일본에서는 '짜

---

7 억간산: 신경이 곤두서거나 화가 나고, 짜증이 나거나 잠이 안 오는 등의 증상을 누그러뜨리는 한방약. 또 어린아이가 밤에 울 때, 경련 등에도 효과적임.

증 벌레'란 말을 자주 쓰는데, **이는 엄마의 병적인 불안이나 화가 아이에게 옮겨가 짜증병을 일으키는 것을 말합니다.** 이것은 치매 가족과도 통하는 부분이 있습니다. 그래서 말인데요 나가오 선생님, 억간산도 혹시 치매 환자와 가족에게 함께 처방하면 더 효과적이지 않을까요? 나가오 선생님이야 이미 그렇게 하고 계실지도 모르겠습니다.

치매의 원인 질환은 약 70~100개 정도라고 알려져 있습니다. 나가오 선생님 말씀처럼 그중에는 낫는(치료 가능한) 치매도 있습니다. 또 치매의 원인이 질환이 아닌 경우도 있겠죠. 예를 들어 탈수 증상이나 비타민 부족에 의한 것, 약이 원인인 경우도 있겠지요. 약에 대해서는 다음 기회에 다루는 것으로 하죠.

저는 치매에 대해 공부하면서, 간병 기술의 향상까지를 겸한 세 가지 접근법이 필요하다고 항상 생각해왔습니다.

첫 번째는 증상의 이해입니다.

치매에 걸리면 어떤 증상이 생길까? 저 역시 중심증상과 주변증상으로 나누어서 이해해야 한다고 생각합니다. 보통 문제 행동이라 불리는 것은 주변증상을 지칭하는 경우가 많은데, 이는 환경이나 복약, 대응 방법 등에 따라 호전될 가능성이 있기 때문입니다.

두 번째는 원인 질환별 특징입니다.[8]

8 치매의 원인 질환: 치매의 원인이 되는 질환은 매우 많다. 신경변성 질환, 뇌혈관장애, 두부 외상, 악성 종양, 감염 질환, 대사·영양장애, 내분비 질환, 중독 등. 아직 밝혀지지 않은 원인도 많다.

4대 질환으로 불리는 알츠하이머병, 루이체 치매, 혈관성 치매, 전측두엽 치매는 꼭 알아야겠죠. 각각 다른 특징이 있고, 진행되는 패턴이 어느 정도 알려져 있기 때문입니다. 다만 원인 질환이 반드시 하나라는 보장도 없고 복합적인 경우가 많으므로 패턴에 너무 얽매여서는 안 되겠습니다.

세 번째는 뇌의 기능을 이해하는 것입니다.

뇌는 부위에 따라 기능이 다릅니다. 적어도 좌뇌와 우뇌의 차이, 대뇌와 소뇌, 간뇌의 기능과 전두엽, 후두엽, 측두엽, 두정엽의 기능, 해마와 편도체 등은 간병에 관련된 사람들이 꼭 알았으면 합니다. 그렇지 않으면 의사의 설명을 듣고 나서 질문조차 어렵기 때문입니다. 치매에 관한 지식, 뇌의 기능을 올바르게 아는 것은 치매 환자를 보호하기 위한 것입니다. 그리고 간병하는 사람 스스로가 편해질 수 있는 방법이기도 합니다.

치매는 뇌 질환 때문에 나타나는 증상이기 때문에 뇌 기능과 일상생활에서 나타나는 증상은 밀접한 관계가 있습니다. 치매 환자는 한 번에 여러 가지 능력을 잃어버리는 것이 아닙니다. 그러므로 환자가 '할 수 있는 일'을 찾아서 긍지와 자신감을 갖게 해주는 주변의 지지가 중요합니다. 그러려면 '그 사람(성격, 인생, 취미, 취향 등)을 아는 것'과 '그 사람의 현재(뇌의 상태)를 아는 것'이 필요합니다. 저는 강연에서 이런 말을 자주 합니다.

"가족은 당신에 대해서 얼마나 알고 있나요? 안심하고 치매에 걸리기 위해서는 당신에 대한 정보를 가능한 한 많이 가족에게

알려주세요. 이것이 치매 예방법입니다."

그런데 치매 환자의 문제 행동이란 과연 누구에게 '문제'일까요? 나가오 선생님의 이야기는 매우 흥미로웠습니다. 예전에 간병 도우미 연수에 참여했을 때 이런 질문이 나왔습니다.

"제가 간병하는 환자는 매일 계란을 한 팩씩 사와서 냉장고가 계란으로 넘쳐나 큰일입니다. 어떻게 하면 이걸 멈추게 할 수 있을까요?" "그분이 경제적으로 어렵나요?" "돈은 많습니다." "그럼 계란이 냉장고에 가득 차서 곤란한 사람은 누구인가요?" "…" "간병인이 곤란하신가요?" "저는 괜찮습니다." "유통기한 체크 정도는 간병인 업무로서 괜찮지요? 매일 환자에게 할 일이 있다는 것은 훌륭한 일입니다." 저는 이렇게 이야기했습니다.

다른 사례로, 한 가게에 가서 몇 번씩 같은 물건을 집어오는 픽병에 걸린 할아버지가 있었습니다. 간병인은 딸에게 부친이 치매라는 것을 이해시키고 앞장서서 그 가게에 갔습니다. 그리고 딸에게 이렇게 말해보라고 했습니다. "저희 아버지는 병에 걸렸습니다. 폐를 끼치는 걸 잘 알고 있습니다. 그러나 아버지가 건강하게 산책을 계속할 수 있으면 좋겠습니다. 부탁드립니다, 아버지가 앞으로도 여기로 산책 올 수 있도록 도와주십시오. 일주일에 한 번, 꼭 물건 값을 정산하러 들르겠습니다." 가게 주인은 미소를 지으며 잘 이해해주었다고 합니다. 훈훈한 이야기죠? 증상만 보고 문제시할 게 아니라 이렇게 그 사람의 생활 전체를 느긋하게 지켜봐 주는 것이 시작입니다.

전두엽

- 때때로 죽고 싶다고 생각한다.(좌반구)
- 항상 기분이 들떠 있고, 말이 많다.(우반구)
- 쓰레기나 종이 등을 수집한다.
- 폭력을 휘두르기도 한다.
- 의욕이 없고, 새로운 일에 대한 관심이 없다.
- 복장 등 차림새에 신경 쓰지 않는다.(옷차림에 무관심, 화장을 하지 않는 등)
- 말이 앞뒤가 맞지 않거나 같은 말을 몇 번이나 되풀이한다. – 운동실어증
- 불결, 청결의 구분이 없어진다.
- 소변이나 대변을 지린다.
- 일의 순서를 지켜 제대로 수행하지 못한다.
- 융통성이 없고 완고해져서 상대방의 의견을 들으려 하지 않는다.(안와부) – 성격변화
- 매일 같은 시간에 같은 행동을 한다.(안와부) – 시간표적 행동
- 제멋대로 행동한다.(안와부) – 전두측두형
- 별것 아닌 일에 짜증을 낸다.(안와부)
- 별것 아닌 일에 울거나 성을 낸다.(안와부)
- 인내력이 없고 집중력이 저하되어 있다. 일을 오래 지속하지 못한다.(안와부)
  (임기응변으로 문제 해결을 할 수 없다, 한 가지 요리만 한다.)

**실행기능장애, 주의, 이해, 판단, 추상적인 사고, 사고의 유연성,
충동적·감정적 행동의 자제, 발동성(자발성, 행동의욕)**

측두엽

- 대화 중 '그것', '저것' 등의 대명사를 자주 사용한다.
- 어제 있었던 일을 거의 기억하지 못한다.
- 방금 했던 말도 곧 잊어버린다.
- 집에서 방이나 화장실 위치를 착각한다.
- 식사한 것을 잊고, 몇 번이고 밥을 달라고 한다.
- 음식이 아닌데도 먹으려고 한다.
- 가족의 이름을 틀리거나 잊어버린다.
- 잘 알던 사람의 얼굴을 알아보지 못하거나 착각한다.
- 지어낸 이야기를 자주 한다.
- 새로운 것을 기억하지 못한다.
- 매우 간단한 것도 이해하지 못한다. – 감각 실어증(베르니케 실어증: 말을 하는 데에는
  지장이 없으나 다른 사람의 말을 이해하지 못함-옮긴이)

- 쉬운 계산도 틀린다.
- 잘 알고 있는 장소에서도 길을 헤맬 때가 있다.
- 집에서 방이나 화장실 위치를 착각한다.
- 옷을 겹쳐 입거나, 계절에 맞지 않는 옷을 입는다. 옷 입는 순서를 착각한다.
- 밖에 나가고 싶어 하거나 실제로 나간다.
- 의자에 가만히 앉아 있지 못한다.

거스트만 증후군(Gerstmann syndrome): 각회(angular gyrus, 두정엽과 측두엽 윗부분에 위치해 언어와 관련된 역할을 함-옮긴이)에 병변. 좌우 혼동, 손가락 실인증(finger agnosia, 손가락 접촉으로 사물을 인식하는 데에 어려움을 겪는 증상), 계산장애, 실서증(쓰기언어불능증) - 모두 손과 관계됨.

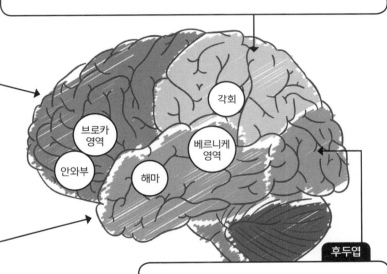

각회

브로카
영역

베르니케
영역

안와부

해마

- 거울 속 자신을 알아보지 못한다.
- 사람을 몰라보거나 다른 사람으로 착각한다.
- 표정에서 희로애락을 읽을 수 없게 되거나,
  중증에서는 남녀 구별조차 못하기도 한다.
- '목소리가 들린다', '벌레가 보인다' 등의 환각이 있다.

좌반구와 우반구

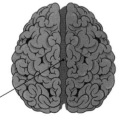

좌반구
언어를 관장한다
언어의 뇌
언어를 이해하고
말하는 뇌

우반구
공간을 관장한다
비언어의 뇌
언어를 사용하지 않고
얼굴 표정과 몸짓을 사용한
커뮤니케이션을 이해한다

뇌량
연락·정보교환

3

조기 발견,
조기 치료의
의미

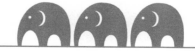

　한방약 '억간산' 이야기 재미있었습니다! 저는 한방을 매우 좋아하는 의사입니다. 한방이라는 말만 들어도 사이비라고 생각하며 미간을 찌푸리는 의료인들이 많은데 실제로 일본의 의료 역사는 90퍼센트 이상이 한방의 역사입니다. 에도 말기에 서양의학이 들어오면서 한방이라고 불리게 된 것뿐입니다.

　환자를 한 명의 인간으로 본다는 것이 한방의 관점입니다. 그러나 최근에는 의학과에 한방 수업이 있기는 하지만 그다지 중시하지 않는 경우가 많고, '억간산'을 간장약으로 알고 있는 의사도 있습니다. 한방에서 '간'은 현대의학의 '간'을 의미하지 않습니다. 감정(emotion)이라고 하면 의미가 통하려나요. 자율신경의 흥분을 나타내는 용어입니다. 감정은 같이 살고 있는 가족에게도 옮겨갑니다. 가족 중 한 사람이 초조해 하면 가족 전체가 초조해질 수 있습니다. 그러므로 다른 가족에게도 이 약을 처방하는 것이 실은 이치에 맞는 것이죠.

　그럼 이제 치매의 조기 발견, 조기 치료의 필요성에 대해 적어보겠습니다. 암은 조기 발견이 중요합니다. 완치 가능성이 높아지니까요. 그렇다면 치매는 어떨까요? 조기 발견부터 생각해봅시다. **치매에서는 무엇을 조기 발견이라고 하는 것일까요?** 사실 그에 대한 확실한 정의는 없습니다. **치매는 발병부터 의료 기관 내원까지 평균 2~3년이 걸린다고 알려져 있습니다.**

> **치매 발병에서 의료 기관 내원까지 걸린 시간**
> 가족이 이상을 느낀 시점으로부터 1년 이상 경과한 후에 내원한 경우가 30%이고, 진료조차 받지 않은 상태에 있는 환자가 20%가 넘는다.
> 1년 이상 경과한 후에 내원한 사람들 중 절반 이상이 좀 더 빨리 진료를 받지 않은 것을 후회하고 있다.

실제로는 가족이 '이상'을 감지했지만, 본인이 병원 진료를 원치 않는다며 이런 경우 어떻게 해야 할지에 대해 상담을 청해오는 일이 많습니다. 다급한 얼굴로 상담하러 온 가족에게 제가 대응하는 방법은 한 가지입니다. 환자가 오지 않는다면 제가 찾아가는, 이른바 기습 작전입니다. 제가 가족의 친구로 가장해 두세 차례 놀러 가서 안면을 익힌 후 잘 설득해서 병원에 오도록 하는 것이죠. 이 방법이 병원 진료에 대한 환자의 불안감도 줄일 수 있습니다. 검사를 받도록 하는 데에 좀 더 힘든 경우가 픽병과 루이체 치매입니다. 둘 다 '조기 발견'이 아니라 '할 수 있으면 조기 진단'까지 해야 하는 것이 저희(마을의사)의 임무라고 생각합니다. 그리고 무엇 때문에 이 병에 대한 조기 진단이 필요하느냐는 질문에 저는 다음 세 가지 이유를 댑니다.

- 진행을 늦춘다는 근거가 있는 약물을 효과적으로 사용하기 위해
- 약물 처방과 별도로 생활 습관을 개선시킬 계기를 만들기 위해
- 가족의 정신적·육체적 부담을 경감시키고 간병을 준비하기 위해

때로는 자신의 판단으로 외래 진료를 받으러 오는 분도 있습니다. '내가 치매가 아닐까?' 하고 불안해져서 내원하는 것이죠.

'치매는 병식(병에 걸렸다고 스스로 의식하는 것)**이 없다'는 것이 정설이지만 실제는 그렇지 않습니다.** 가장 먼저 작은 이상을 깨닫는 것은 자기 자신입니다. 어제까지 가능했던 일을 오늘은 할 수 없다, 가족과의 커뮤니케이션이 잘 안 된다, 내 안의 무엇인가 이상하다···. 그러나 대부분의 경우 자존심이 방해를 해서 모르는 척하게 됩니다. 이 시기 자기 안에서는 상당한 갈등이 생겨나게 됩니다. 어떤 의미에서는 가장 괴롭고 고독한 시간일지도 모르겠습니다. 스스로 병원에 찾아오는 경우는 대부분 정상이거나 예비치매(경도인지장애, MCI)입니다. 경도인지장애 단계에서 진단이 의미가 있는지에 대해서는 조금 의견이 엇갈립니다. 암과 마찬가지로 '조기 발견·조기 치료'란 도식이 성립되어 있는가 하는 문제입니다.

예비치매, 경도인지장애, MCI(mild cognitive impairment)
정상 수준과 발병 사이의 기간으로, 치매 증상이 다소 있지만 자립 생활이 가능하다. 이 단계에서 적절한 치료를 받으면 발병을 늦출 수 있다고 알려져 있다.

예비치매 단계에서 운동하는 습관을 들이면 인지 기능이 개선된다는 보고가 있습니다. 특정 예방약[9]을 투여하면 치매를 예방할 수 있다는 연구도 나오고 있고 이와 같은 데이터가 실제로 확인되는 경우도 늘고 있습니다. 물론 나이의 영향도 받습니다. 베타아밀로이드[10]가 뇌에 침착하는 것은 40세 무렵부터라고 합니다. 즉 증상이 나타나기 20~30년 전부터 병적인 변화가 시작되는 것입니다. 당연히 저 역시 현재 진행형이겠죠. 저는 매일 밤 왕진을 다니는데 때때로 배회하는 듯한 느낌을 받기도 합니다.

생활 습관과 약으로 어느 정도는 예방할 수 있지 않을까? 이에 대해서는 반대 의견도 있지만, 저는 '상당 부분 예방할 수 있다'고 생각합니다. 그러므로 중년이나 초로기(노년에 접어드는 초기)에 조기 진단·조기 개입의 의의가 크다고 생각합니다. 최근 치매는 뇌의 생활 습관병이라는 말까지 나오고 있습니다. 특히 당뇨병에 걸리면 치매에 걸릴 확률이 2배 높다는 것은 잘 알려진 이야기입니다.[11]

잠시 다른 이야기를 해보면, 일본에서 대사증후군 검진은 제고향인 아마가사키 시에서 시작되었습니다. 심근경색이나 뇌졸중으로 와상 상태가 되거나 조기 사망하지 않도록 하기 위한 검진입니다. 40~64세를 대상으로 하는데 제대로 하려면 어린아이 때

---

9 2013년 6월 미국 워싱턴대학에서 예방 연구가 시작되어, 로슈 사의 간테네루맙(gantenerumab) 등 베타아밀로이드를 표적으로 한 약물 몇 가지가 임상시험 중이다.
10 베타아밀로이드: 단백질의 일종으로 뇌 안에 축적되어 신경세포를 파괴함으로써 치매를 일으킨다. 베타아밀로이드는 20년 이상에 걸쳐서 뇌에 침착된다.
11 당뇨병에 걸리면 인슐린이 부족해지는데, 인슐린은 베타아밀로이드 분해를 돕는 역할을 하기 때문에 인슐린이 부족하면 베타아밀로이드가 쌓여 치매에 걸리기 쉬워진다.

부터 하는 것이 맞다고 생각합니다. 그런데 지금 생각해보면 **대사 증후군 검진이 곧 치매 검진인 것 같습니다.** 대사증후군 검진에서 이상이 있는 사람에 대해서는 특정보건지도라는 의료 개입이 이루어집니다. 그것이 곧 치매 예방 개입이라 생각합니다. 머지 않아 2명 중 1명이 치매인 시대가 될 것입니다. 세계에서 가장 장수하는 나라의 국민으로서 특별한 결심이 아닌 당연한 '마음가짐'으로 대사증후군 검진을 국민적 습관으로 삼아야 한다고 생각합니다. 즉 **치매 대책은 생활 습관병 대책과 겹치는** 게 마땅한 일이죠.

　　일본에서는 2005년부터 후생노동성(우리나라 보건복지부에 해당
함-옮긴이)에서 '치매를 아는 지역 만들기 10개년 캠페인'을 시작하
였습니다. '치매 서포터 100만 명 캐러밴'[12]이라는 사업도 그 캠페
인의 일환입니다. 저는 이 사업이 시작될 때부터 관여해왔고, 지금
은 캐러밴 메이트(강사 역할)를 양성하는 일을 하고 있습니다. 사이
죠 시에서의 업무와 함께하기는 어렵지만 전국을 돌며 치매 돌봄
에 대한 강연을 하고 있습니다.

　　이 프로젝트를 처음 시작할 때 저는 후생노동성의 치매대책실
장에게 "치매 이해의 저변을 넓히는 활동은 가능하겠지만, 의료
대책은 어떻게 해야 할까요? 환자와 의료를 제대로 연결해주는
시스템을 만들지 않으면 환자의 불안을 부추기는 것밖에 안 됩니
다."라고 주제넘은 이야기를 한 기억이 납니다. 그때 제가 들은 대
답이 "치매 지원 의사와 주치의 연수를 하겠습니다." 하는 것이었

12　치매 서포터 100만 명 캐러밴(caravan): 치매를 이해하고, 치매 환자와 가족을 따뜻하
　　게 지켜주기 위해 지원하는 '치매 서포터'를 100만 명 양성하는 것을 목표로 한 사업.

습니다.

치매로 진단받았을 때 충분한 의료가 제공되는, 즉 안심하고 맡길 수 있는 병원이 얼마나 될까요? 서포터 양성 강좌에서 가장 곤란한 질문이 **'어느 병원에 가면 좋을까요?'**입니다. 이것은 조기 발견·조기 치료 이전의 문제입니다. 지방 벽촌은 솔직히 이런 수준입니다. '나가오 선생님이 저희 지역에 계신다면 걱정되는 사람을 보낼 수 있을 텐데…' 하는 생각이 듭니다. 적극적으로 방문 진료를 통해 치매를 봐주는 의사가 전국에 몇 명이나 될까요? '지역포괄 돌봄시스템' 이전에 해야 할 것은 충실한 의료 연계입니다.

그다음으로 곤란한 질문은 **"병원에 데려가고 싶어도 본인이 가려 하지 않습니다. 어떻게 하면 병원에 가게 할 수 있을까요?"** 하는 것입니다. 저는 항상 이렇게 이야기합니다. "당신이 아프면 됩니다." 그러면 "네? 저는 아픈 곳이 없는데…"라고 반문하지요. "자기방어 본능이 강한 사람에게 '당신 이상해요, 병원에 갑시다'라고 한다면 받아들일 리가 없습니다. 하지만 자기에게 소중한 사람의 건강이 나빠지면 (환자가 보호자가 되어) 기꺼이 병원에 갈 것입니다. 환자가 병원에 갈 수 있는 상황을 만들어주면 됩니다."라고 설명합니다.

후생성은 조기 발견, 조기 치료가 중요하다며 치매 초기 집중 지원팀을 전국 지역포괄 지원센터에 설치하려고 하지만 실정은 초기 집중 '입원'지원팀이 되어가고 있는 것 같습니다. '조기 발견'이 되더라도 '조기 이해'가 빠져 있으니 이런 상황이 되는 것이죠. 그러니 현재 상황을 보면 '조기 발견'이 정말 의미가 있다고 할 수 있을지 저로서는 의문이 듭니다. 조기에 발견한 탓에 환자도 불안하고 가족도 불안해질 뿐입니다. 모두 더 빨리 불안해져서 '그럼 빨리 입원합시다'란 흐름으로 이어집니다. 이래서는 안 됩니다! **치매에 걸리더라도 '할 수 있는 일, 알 수 있는 것'이 아주 많습니다.** 주위의 이해 속에서 지금까지의 생활을 계속할 수 있다는 것과 앞으로 어떻게 진행할지 알아두는 것, 환경을 알맞게 정비하고 조기에 의사 및 관련 전문가와 신뢰 관계를 구축하는 등 **'불안'을 '안심'으로 바꿔 나가는 것**이 초기 집중지원의 진정한 모습일 것입니다. 그러나 현재 지원팀의 대응은 현 단계에서는 생활에 지장을 받고 있지 않는 사람에게 '지금부터 곤란해질 것입니다, 그러니 서둘러 입원하세요!'라고 위협하는 것 같습니다. 사람마다 상황이나 환경이 다른데 대응이 같다는 것이 좋을 리 없습니다. 서서히 관계 형성을 해 나가면서 불안을 줄여 나가는 것이 이런 팀의 역할입니다. 또한 방문 인력만으로 팀을 구성하는 것은 적합하지 않다고 생각합니다. 지역포괄 돌봄이란, 관련된 모두가 한 팀으로 이어져 있는 것일 테니까요.

그런데 치매에 대한 '병식'(병에 걸렸다는 자각)에 관해서는 나가오 선생님과 저는 약간 다른 생각을 갖고 있는 것 같습니다. 2006년 3월에 80세로 돌아가신 제 아버지는 경도인지장애였습니다. 1998년에 자치회장을 맡으셨는데, 그때 이미 장애 상태였을 거라고 생각됩니다.

아버지가 돌아가신 후 책상 서랍에서 일기장[13]을 발견했습니다. 저는 아버지 일기장을 읽고 깜짝 놀랐습니다. '이전에는 어떻게 했는지 참고하려 했는데, 이전 일이 기억나지 않는다. 역시 일기도 필요한 것 같다.'라고 적혀 있었고 그다음부터는 빈 페이지가 이어졌습니다. 아버지가 자치회장을 하던 시기였습니다.

그리고 1년 반 후 일기는 다시 시작되었습니다. 왜냐하면 아버지가 하필이면 자치회장을 지낸 뒤에 다시 신사(神社) 대표를 맡았기 때문입니다. 우리 가족은 말릴 수가 없었습니다. 그리고 아버지는 그 후 3권의 노트를 필사적으로 적어 나갔습니다. 어떤 사소한 일이라도 적어서 남겨두지 않으면 자기 역할을 다할 수 없으니, 잊어버리지 않기 위해 필사적으로 노력했습니다. 일기장에 이런 문구가 자주 등장했습니다. **'치매가 조금 생긴 것 같다. 더 열심히 하지 않으면 안 된다.'** 아버지의 불안, 그것은 '치매가 생긴 것 같다'란 말로 표현되어 있었습니다. 즉 아버지 마음속에서는 몇 년에 걸쳐 불안이 지속되었던 것입니다. 치매가 진행되면서 말이죠. 이런 상태를 '병감이 있다'라고 할 수 있지 않을까요? 본인이 불안을 느끼게 되면 가족도 불안해집니다. **'치매가 조금 생긴 것 같다고 생각하면, 괜히 기분이 진정되질 않는다. 쓸데없는 생각…'**이라는 글을 본 순간 제 자신에게 화가 나는 것을 참을 수 없었습니다. '나는 아들이 돼가지고 아버지의 기분을 하나도 이해해주지 못했구나' 하는 생각이 들었기 때문이죠. 그때 제 자신에 대한 분노가 지금 치

---

13 이 책 끝 부분에 일기장의 일부를 소개함.

매 돌봄을 위해 분골쇄신하는 동기를 부여해주었습니다. 다시 말해 아버지에 대한 속죄이지요.

조기 발견의 의미, 그것은 본인과 가족의 '불안'을 줄이는 것이죠. 그러나 현실의 **의료 대부분은 '조기 발견, 조기 불안'**인 것 같습니다. '진단하면 그것으로 끝'이라는 것은 환자와 가족을 불안이란 늪에 빠뜨리는 것입니다. 저는 이러한 현재 상황이 안타까울 뿐입니다.

4

어느 과로
가는 것이
정답일까

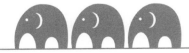

곤도 과장님 아버님의 일기는 저도 이전에 읽을 기회가 있었습니다. 말로 표현할 수 없는 감정이 복받쳐 올랐습니다. 부친께서는 마지막까지 투쟁하셨죠. 곤도 과장님이 이야기한 '**조기 발견 = 조기 불안**'이란 말에 의사로서 한없이 부끄러워집니다. 얼마 전 NHK TV에서 스코틀랜드의 치매 대책을 소개한 프로그램을 봤습니다. '우리를 빼고 우리 일을 결정하지 말아요—초기치매로 살아가기'[14] 란 제목이었습니다. 엄청난 제목 아닌가요? 바로 지금의 치매 의료를 말하는 제목이기도 합니다. 의사와 가족이 환자의 앞날을 결정해버리는 예가 대부분이니까요. 스코틀랜드나 일본 모두 '어차피 본인은 잘 모르니까' 하는 오해가 있는 듯합니다. 그 오해가 환자를 고독하게 만들고, '조기 발견 = 조기 불안'이라는 부정적인 굴레에 빠뜨리는 것이라면 역시 의사의 책임이 큽니다.

예를 들어 『고치지 않아도 괜찮은 치매』라는 용감한 책을 쓴

---

14 스코틀랜드에서 치매 당사자들의 의견을 치매 정책에 반영하기 위한 제도가 생겼다는 것을 소개해 화제가 됨.

우에다 사토시[15] 선생은 자신도 정신과 의사이면서 동업자를 신랄하게 비판합니다. 치매를 너무나도 잘못 알고 있는 정신과 의사가 많다고 하면서 말이죠. 그는 '진료실에 함께 온 가족 의견만 듣고 정작 환자 본인의 이야기는 경청하지 않으려 한다. **그때그때 상황에 맞추어 주변증상 대처를 위한 항우울제나 치매약을 처방하는 것을 치료라고 착각하고 있다**.'고 통탄했습니다. 이렇게까지 표현하다니 정말 용기가 대단하다고 생각합니다. 그런데 자칫 그 책을 읽은 사람들이 '그럼 치매인가 싶어도 정신과에는 가지 않는 게 좋겠다'라는 생각을 할지도 모르겠습니다.

치매는 어느 진료과로 가는 것이 정답일까, 어려운 문제입니다. 많은 사람이 치매는 정신과 또는 심료내과[16]일 거라고 생각할 것입니다. 아니면 신경과 또는 신경외과라고 하는 사람이 있을지도 모릅니다. 까다로운 문제이지만 전부 정답입니다. 이들 모든 과에서 치매 진료를 하고 있습니다. 한편 의료에 대해 좀 아는 사람은 '전문의가 낫겠지' 하고 생각할 것입니다.

하지만 이 말은 일률적으로 적용된다고 할 수 없습니다. 일본치

---

15 우에다 사토시: 신문기자 출신이라는 이색 경력을 지닌 의사. 많은 치매 환자를 보던 중 약에 의존하는 치매 치료에 의문을 가지게 되었고, 자신의 의견을 책으로 써서 주목을 받았다. 그의 저서 『고치지 않아도 괜찮은 치매』에서는 '치매는 낫지 않는다, 그래도 할 수 있는 일이 있다'라고 하면서 치매 임상에서 요구되는 것, 치매 치료의 바람직한 방향, 현재의 문제점 등을 다룬다.

16 심료내과: 병의 양상이 복잡해지고 생활 습관병 등이 늘어나면서 좀 더 통합적으로 환자를 보기 위해 정신과와는 별도로 만들어졌다(일본의 독특한 진료과목으로, 심료내과란 '마음을 치료하는 내과'라는 뜻이며 신체적인 증상과 심리적인 문제가 결부된 질환을 주로 다룬다-편집자).

매학회는 전문의 인증제를 시행하고 있습니다. 치매에 관해 일정한 공부를 하고 시험을 통과해야 이 자격을 딸 수 있습니다. 관련 지식은 확실히 익혔다고 할 수 있을 것입니다. 그러나 마을의사인 제 얘기부터 하자면, 특히 치매에 관해서는 교과서로 얼마나 공부하고 강좌를 들었는지보다도 치매 환자의 이야기를 얼마나 경청해왔는지가 중요한 것이 아닐까 생각합니다. 비싼 돈을 내고 파리에 유학 가서 르 꼬르동 블루(세계적으로 유명한 프랑스 요리 학교-편집자)를 졸업한 요리사라고 해도 미숙한 사람은 어설프기 마련입니다. 마찬가지입니다. 그러므로 자격이나 진료과보다도 '치매를 많이 본 의사인지, 치매 진료를 좋아하는 의사인지'와 그 의사의 인품으로 판단하는 것이 좋겠습니다. 다시 말해 **가족도 의사를 '진단'하면 좋겠습니다.**

의사는 의사인 동시에 사람입니다. (진료하기) 좋아하는 질환과 싫어하는 질환이 자연히 생겨납니다. 내과 의사 중에서도 암을 진단해내는 일에 희열을 느끼는 의사가 있는가 하면, 당뇨병 환자를 오랜 기간 진료하면서 조절하는 것이 적성에 맞다는 의사도 있습니다. 이렇게 말하는 저도 치매 전문의 자격은 없습니다. 수험 자격을 얻는 데 필요한, 하루 종일 하는 강습을 2회 정도 들었지만 전문의 수험에 필요한 다른 조건을 충족하지 못해 시험을 보지 못했습니다. 하지만 치매란 질환이 좋습니다. 질환을 좋아한다기보다는 환자의 이야기 자체를 진찰하는 분야이기 때문입니다. 그래서 전문의에 지지 않을 정도로 많은 환자를 보고 있습니다.

또한 노인의학과[17]와 건망증 클리닉이 있다는 점도 잊어서는 안 됩니다. 현재 노인의학과는 일본 내 80개 의과대학 중 20개에만 있습니다. 노인의학과는 어느 대학이든 당연히 치매 관리에 힘을 쏟고 있습니다. 저는 도쿄의과대학 노인의학과의 객원교수를 겸임하고 있습니다. 정식으로는 고령종합진료과라고 합니다. 이렇게 마을의사도 의과대학에서 가르치는 시대가 되었습니다.

'진료과보다 진료하는 사람으로 판단하라!'는 말을 강조하는 바입니다만, 실제로는 진료과에 따라 진단 방법이 상당히 달라지는 경우도 있습니다. 예를 들면 앞으로 구부린 자세로 힘없이 걷는, 기운이 전혀 없는 할아버지가 병원에 내원했다고 가정해봅시다. 정신과 의사는 '우울증', 신경과 의사는 '파킨슨병', 치매 전문의는 '루이체 치매 또는 알츠하이머병', 신경외과 의사는 '다발성 뇌경색'이라고 진단하는 상황이 생길 수 있습니다. 진단명은 한 가지 절대적인 게 아니라 의사에 따라 달라지거나 또는 질환의 진행 시기에 따라 완전히 달라지는 것도 충분히 가능합니다. 뇌의 영상 진단 하나를 예로 들어도 의사마다 서로 다른 이야기를 하는 것도 드물지 않은 일이죠.

치매 진료는 이제 막 시작된 의학 분야입니다. 그러므로 곤도 과장님의 말이나 우에다 사토시 선생이 쓴 것처럼 가족뿐 아니라 환자 본인의 이야기를 듣는 사람, 환자의 눈을 보고 이야기하는

---

17 노인의학과: 치매, 골다공증, 연하장애 등 고령기에 현저히 증가하는 질환을 종합적으로 진료한다. 여러 진료과를 다닐 필요가 없다는 장점이 있으며, 1962년 일본 최초로 도쿄대학병원에 설치되었다.

의사를 찾는 것이 좋습니다. '낫게 하자' 일변도가 아닌 '생활을 지원하자'라고 하는 의사를 말이죠. '치매와 가족 모임' 같은 그 지역의 입소문을 참고할 수도 있겠습니다. 곤도 과장님이 활동하고 있는 '캐러밴 메이트'에서도 상담받을 수 있겠군요. 증상이 진행됨에 따라 생활 지원과 거리가 중요해지므로 **먼 곳의 전문의보다는 가까운 곳의 '주치의'**가 더 필요하게 됩니다. 앞으로는 마을의사가 치매 진료의 최초 창구가 될 것입니다. 판단이 어려울 때는 전문의에게 자문을 구하면서 진료하는 것이 '주치의'의 역할입니다.

돌봄 공무원의 편지

저희 아버지의 일기 이야기를 기억하고 계셨군요. 감사합니다. 일기를 읽고 눈시울이 뜨거워진다고 한 의사는 지금까지 나가오 선생님밖에 없는 것 같습니다.

'치매인가, 하는 생각이 들었을 때 어느 과로 가는 것이 정답일까?'에 관해서 나가오 선생님은 전부 정답이라고 말씀하셨습니다. 심술쟁이인 저는 '정답은 없습니다'라고 답하고 싶어졌습니다. '정신과나 신경과라고 해서 치매를 잘 본다고는 할 수 없습니다'라고. 그렇습니다, 모두 정답이라고 한 나가오 선생님이나 정답이 없다고 한 저나 사실 결론은 같습니다.

저도 진료과에 구애받지 않고 신뢰할 수 있는 의사 이름을 내담자에게 알려주고 있습니다만, 그런 의사 수가 많지는 않습니다. 제 네트워크가 좁아서인지 아직 의사들의 관심이 낮아서인지는 잘 모르겠습니다만… 많은 가족을 보면서 느낀 것은 다른 과보다는 정신과, 신경과, 심료내과로 가는 게 나은 듯합니다. 그리고 역시 어떤 의사이냐가 중요합니다. 이는 아마 다른 질환의 경우도 마찬가지일 테고, 역시 증상이나 나이에 따라서 달라지게 될지도 모르겠습니다.

다만 이용하는 처지가 되어 이야기하자면, 같은 비용에 당첨 아니면 꽝이라는 복불복 같은 의료가 과연 좋은 것인가 하는 생각에 화가 나기도 합니다. 식당이라면 한 번 가보고 맛이 없으면 혀를 차면서 다시 안 가면 됩니다. 하지만 의사는 한 번 방문으로는 알 수 없습니다. '맛이 없었다'라고 생각했을 때는 이미 증상이 악화된 경우도 있죠.

치매 질환 의료센터[18]가 전국에 생겨나고 있습니다. 이전에 진행 상태가 중등도였던 환자에 대해 인근 시의 의료센터에 진단을 의뢰했더니, '(매우 바빠서) 결과가 나오는 데 2개월 걸립니다'라는 대답이 돌아왔습니다. '네? 2개월 후에는 증상이 달라질 텐데요' 하는 생각이 들었지만 방법이 없었습니다. 치매시책 추진 5개년 계획(통칭 오렌지 플랜)[19]은 ▶주치의 대상 치매 대응 향상 연수 수강자를 2017년 말까지 5만 명으로 늘리고, ▶치매 지원 의사 양성 연수 수강자를 또한 4천 명으로 늘리며, ▶치매 조기 진단 등을 시행하는 의료 기관 500개소 정비 등을 목표로 하고 있습니다.

이들 목표 수치가 많고 적은지를 생각하기 이전에 각각이 어떤

18 치매 질환 의료센터: 일본의 도도부현이나 지정도시(우리나라 시도군구와 광역시 같은 행정구역-옮긴이)에 설치된 전문 의료 기관. 치매 진단과 문제 행동 등의 상담, 의료 기관 소개 등의 서비스를 제공하며, 전국에 약 150개소가 있다.
19 치매시책 추진 5개년 계획: 일본 후생성이 진행한 2013년~2017년에 걸친 계획. 치매 시대를 맞아 원활한 의료 서비스를 받을 수 있도록 체계를 정비해서, 조기 발견 및 치료로 재가돌봄을 실시하고 의료 부담 경감을 목적으로 함.

위치에서 어떤 역할을 하며 서로 어떻게 연계해 나갈지, 그리고 일반 시민은 거기에 어떻게 관여하면 좋을지가 보이지 않습니다. 새로운 용어를 만든다고 제도가 자리잡는 것은 아닙니다. 그럼에도 불구하고 공무원은 (저도 마찬가지이지만… 웃음) 새로운 명칭을 좋아합니다. 오히려 교통정리가 되지 않을 뿐인데 말이죠. 좀 더 체계적인 흐름이나 위치 설정, 그리고 각각에 대한 인식을 확실히 할 필요가 있습니다. 그렇지 않다면 시민에게 잘 설명할 수가 없습니다. 또한 치매에 관심이 있는 의사도 자신의 역할이 명확하게 보이지 않을 것입니다.

그리고 '어느 과에 가야 할까?' 하는 질문은 '어느 의사에게 가야 할까?'가 됩니다. 나가오 선생님이 말씀하신 '환자 본인과 가족의 말을 잘 들어주고 생활을 지원한다는 관점을 지닌 의사에게 간다'라는 의견에 두 손을 들어 찬성합니다! 좋은 말씀이십니다. 하지만 이것이 지금 눈앞에 있는 환자만 보면 된다는 의미는 아니리라고 생각합니다. 눈앞에 있는 환자에 대해 단지 몇 분 만에 진찰을 완료할 수 있다고 생각하는 의사는 치매를 전혀 모르는 초보자입니다.

알츠하이머병의 경우에는 특히 '얼버무리기'나 '돌아보기 징후'가 있습니다. 또 남녀에 상관없이 환자는 전체적으로 외양이 괜찮으며 집에 있을 때보다 진찰실에서 증상이 경감되는 경우도 자주 볼 수 있습니다. 환자는 평소와 다른 환경과 낯선 사람 앞에서 매우 긴장한 채 '똑바로 하지 않으면 안 돼!'라는 생각에 필사적이 됩니다. 이런 환자에게 가족이 "어머니, 평소와 다르잖아요?" 하고 말한다면 환자는 더 초조해질 뿐이죠.

얼버무리기
기억나지 않는다는 것을 숨기기 위해 이유를 둘러대 그 상황을 피하려 하는 것. 알츠하이머병 환자가 잘한다. 기억장애는 있지만 사회성은 유지되므로 주변에서 이상을 눈치채기 어렵다.

돌아보기 징후
질문을 받았는데 말이 떠오르지 않거나 기억이 안 나는 경우 도움을 구하기 위해 가족 쪽을 돌아보는 것. 가족이 곁에 없더라도 그런 동작이 나타나는 경우가 있다. 치매의 특징이다.

저 나름의 '의사 신뢰도 체크 방법' 중 하나로 약 처방 타이밍이 있습니다. 진단을 하고 병명을 붙인 후 곧바로 치매약을 처방하는 의사는 그다지 신뢰할 수 없다고 생각합니다. 왜냐하면, 모두가 그렇지는 않겠지만 투약 초기에 인지 기능이 개선되는 경우가 있습니다. 인지 기능의 개선이라는 게 꼭 모든 증상이 다 좋아지는 것을 의미하지는 않습니다. 기억력, 이해력, 판단력 등이 개선되는 것이죠. 그런데 이때 주위 관계와 환경이 바뀌지 않으면 안 좋은 이미지가 더 선명하게 남게 되고 그것이 가까운 장래에 생길 수 있는 주변증상의 원인이 될 수 있습니다. 치매의 경우 사건은 곧 잊어버리지만 감정의 기억만은 남아 있는 경우가 많습니다. 그러므로 주위 사람과의 관계를 포함해 환경을 개선시키지 않는다면 치매약을 복용하는 의미가 없다고 생각합니다. 더구나 여러 치매약의 부작용 중에 '초조함'이 있습니다. 예전에 어떤 의사와 이에 대한 이야기를 나누었는데 "그렇더라도 환자의 상태가 좋아진다면 그래도 괜찮은 것 아닌가?"라는 말을 들었습니다. 실망했습니다. 환자의 초조함이 심해지는 건 돌보는 사람의 스트레스 원인이 되고 이는 결국 환자의 환경 악화로 이어질 뿐입니다.

감정의 기억
치매 환자는 기억장애 때문에 사건 자체는 잊어버리지만, 감정이 동반되었던 기억은 잘 잊지 않는다고 알려져 있다. '싫은 일을 당했다'거나 '기뻤다' 등은 기억한다는 것이다.

초조함
중심증상 치료약(87쪽 참조)은 흥분계 약물이기 때문에 환자가 폭력적이 되거나 초조해 하는 등 부작용이 나타날 수 있다.

복약 시점을 조금 늦추더라도 **우선 환경 개선을 목표로 해야** 하지 않을까요? 또한 환자 가족은 암중모색으로 열심히 뭔가를 하고 있는데 그들에게 '가족이 그래서는 안 됩니다' 같은 말을 하는 의사도 있습니다. 환자의 말이든 가족의 말이든 우선은 부정하지 말고 이야기를 경청할 것, 그리고 스트레스를 풀어주면서 조금씩 환경을 개선해 나갈 것. 약 복용은 그다음에 해도 됩니다. 환자가 좋은 이미지를 갖고 있다면 나중에 주변증상이 발생하더라도 심하지는 않을 것입니다.

5

치매 검사로
알 수
있는 것

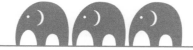

　이번에도 흥미로운 이야기를 들려주셔서 감사합니다. 곤도 과장님만의 '의사 신뢰도 체크 방법', 약간 두려운데요? 기왕 '어느 과로 가는 것이 정답일까'에 대한 의견을 주고받은 김에 치매 검사에 관해 조금 이야기해보죠.

　치매가 아닐까 해서 병원을 찾으면 문진과 인지 기능 검사부터 하게 됩니다. 먼저 문진이 이루어집니다. 의사는 환자에게 질문을 하면서 여러 가지를 관찰합니다. 이야기를 하는 동안 환자의 표정과 동작, 적당히 얼버무리는지 또는 무관심한지도 봅니다. 문진할 때 차트나 컴퓨터 화면만 보며 환자의 얼굴을 보지 않는 의사가 있다면 다른 병원을 찾는 것이 좋습니다.

　문진에서 치매가 의심되면 인지 기능 검사를 시행합니다. 일본에서 가장 널리 쓰이는 방식은 '하세가와 검사'입니다. 이것은 하세가와 가즈오[20] 선생이 1974년에 고안한 것으로 1991년에 개정되

---

20 하세가와 가즈오: 의사. 노년정신의학, 치매 전문. 지케이의대 의사 시절 단시간에 간단히 치매 진단을 할 수 있는 것을 만들기 위해 하세가와 검사를 고안함.

어 현재는 '하세가와 간이 지능평가 척도'(HDS-R, 개정 하세가와 치매 검사)라고 하는데, 주로 기억과 관계 있는 9개의 질문으로 구성되어 있고 30점 만점입니다. 20점 이하면 '치매 의심'인데 이것만으로 진단을 내리는 것은 아닙니다. 어디까지나 진단을 위한 지표 중 하나일 뿐입니다. 질문에 환자가 구두로 답하는 방식이며 주로 언어성 지능을 진단합니다. 알츠하이머병 진단에는 우수하지만 픽병이나 루이체 치매에서는 오히려 고득점이 나와서 진단을 피해가는 경우도 있습니다. 또한 우울증이 있으면 검사에 비협조적이 되어서 점수가 낮아질 수 있습니다.

한편 MMSE(Mini Mental State Examination)란 검사는 1975년 미국에서 처음 만들어진 표준 검사로 일본을 비롯한 여러 나라에서 널리 사용되고 있습니다(우리나라는 한국형 MMSE 사용-옮긴이). 이 검사를 할 때 주의할 점은, 느닷없이 검사를 시작하면 '나를 바보로 생각하나!' 하고 화를 내는 사람이 있을 수 있다는 점입니다. 친하지도 않은 사람이 **'지금은 무슨 계절입니까?'**라든가 **'여기는 어디입니까?'** 같은 것을 갑자기 물어오면 짜증이 날 수도 있겠죠. 그러나 이런 검사를 받지 않으면 치매 진료를 이어나갈 수 없습니다. MMSE는 치료 경과 평가 도구로도 유효합니다. 정기적으로 검사를 해서 점수의 추이로 진행 정도를 파악할 수 있다는 점에서는 매우 간편하고 유용한 지표입니다.

개정 하세가와 치매 검사, MMSE 등으로 대표되는 치매 진단과 선별검사를 위한 검사법 외에도 CDR과 N식 정신기능검사 등의 중증도 평가 검사법(우리나라는 CDR과 GDS를 사용-옮긴이)이 있고 여기에 영상 진단을 가미하는 것이 일반적인데, 검사와 관련해 제가 항상 느끼는 의문점이 있습니다.

개정 하세가와 치매 검사
(Hasegawa Dementia Scale- Revised form, HDS-R)

치매 선별을 목적으로 개발한 하세가와 검사를 수정한 30점 만점의 검사로, MMSE에 비해 교육 수준과 연령의 영향을 적게 받는다. 언어유창성검사와 숫자 거꾸로 대답하기 등 전두엽기능검사가 포함되었고, 실행 능력이나 공간 구성력 같은 동작성 과제가 없어 시각 기능이나 운동 기능에 장애가 있는 노인에게도 사용할 수 있다는 장점이 있다.

MMSE(Mini Mental State Examination)

지남력-시간, 지남력-장소, 세 단어 기억등록, 집중력과 계산, 세 단어 기억회상, 언어 및 공간 구성으로 이루어진 총점 30점 만점의 치매 선별검사 도구이다. MMSE는 처음부터 치매의 선별을 목적으로 개발된 것은 아니고 환자의 인지 기능을 간단히 검사하기 위해 개발되었다. 그러다 이후 시행된 여러 연구들에서 치매, 특히 알츠하이머병의 선별검사로 우수성을 인정받았다.

MMSE-K (Mini Mental State Examination-Korean)

시간지남력*-5점, 장소지남력-5점, 기억등록-3점, 기억회상-3점, 주의집중과 계산능력-5점, 언어와 시공간 구성능력-9점으로 총 30점이다.

각 문항은 2점 척도로서 피검자가 제대로 수행하면 1점, 수행하지 못하면 0점을 준다.

		득점
1 **시간지남력** (5점)	**문항: 오늘은 몇 월 며칠입니까? 올해가 몇 년입니까? 지금은 무슨 계절이지요? 오늘은 무슨 요일입니까?** (순서가 바뀌어도 됨) -나이가 많은 경우 음력으로 질문하는 것이 적절할 때도 있다. -치매가 심한 경우 요일, 계절이라는 말을 모르기 때문에 "월, 화, 수, 목, 금, 토, 일 중 어느 요일인가요?" 또는 "봄, 여름, 가을, 겨울 중 어느 계절인가요?"와 같이 세부적으로 질문을 해야 한다. -연, 월, 일, 요일, 계절 각 1점씩 총 5점이다.	
2 **장소지남력** (5점)	**문항: 현재 어느 나라에 살고 계십니까? 여기가 몇 층입니까? 여기 도시 이름이 무엇입니까? 여기가 무엇을 하는 곳입니까? 현재 장소 이름이 무엇입니까? 여기가 이 건물의 몇 층입니까?** (순서가 바뀌어도 됨) -도시라는 말을 이해하지 못하는 피검자가 있다. 이 경우에는 "여기가 부산입니까?", "여기가 인천입니까?" 등 다른 도시 이름을 제시할 수 있다. 장소의 경우 "여기가 학교입니까?" 또는 "여기가 교회입니까?"라고 질문할 수 있다. -나라, 시/도, 무엇을 하는 장소인지, 현재 장소명, 몇 층인지에 대해 각각 1점씩 총 5점이다.	
3 **기억등록** (3점)	**문항: 비행기, 연필, 소나무를 1초에 하나씩 불러준다.** (순서가 바뀌어도 됨) -세 낱말을 불러주기 전에 "제가 지금부터 낱말을 불러드릴 테니, 제가 다 말한 다음 따라해주세요."라고 말한다. 주의력이 유지되는지를 관찰하고 세 낱말을 불러준다. 피검자가 처음 시행에서 대답한 낱말의 개수가 기억등록의 점수가 된다. 정확히 기억하고 답한 낱말의 개수당 1점씩 총 3점이다. 첫 번 시행에서 세 단어를 모두 기억하지 못한 경우에는 여섯 번까지 반복하여 기억할 수 있도록 돕는다. -피검자가 세 낱말을 다 '등록'하고 나면, "조금 후에 다시 물어볼 테니까 꼭 기억하고 계세요."라고 말한 뒤 곧바로 '주의집중과 계산능력' 영역으로 넘어가 "100-7은 얼마죠?"라고 질문한다.	

*지남력: 자신이 처한 시간과 장소, 상황이나 환경 따위를 올바로 인식하는 능력

4 **주의집중과 계산능력** (5점)	–"100 빼기 7"에 대해 피검자가 "93"이라고 답하면, "93에서 7을 빼면 얼마죠?"라고 말하는 대신 "거기서 7을 빼면 얼마입니까?"라고 묻는다. 원칙적으로 "뺀 결과를 가지고 계속해서 7을 빼 나가십시오."라고 지시하여 피검자가 스스로 셈을 할 수 있도록 해야 하지만, 피검자가 이를 수행하지 못하는 경우 "거기서 7을 다시 빼십시오."라고 지시해도 된다. –만일 피검자가 너무 빨리 정답을 맞추거나 전혀 계산을 하지 못하면 기억회상 질문에 필요한 시간을 확보하기 위해 "40-4는 얼마죠? 거기서 또 4를 빼면 얼마죠?"라고 하면서 시간을 1분 정도 늦춘다. –처음의 계산이 틀리더라도 틀린 숫자에서 7을 뺀 값이 맞으면 정답으로 한다. 예) 100-7=80 (틀림), 80-7=73 (맞음)	
5 **기억회상** (3점)	–5회 연속 빼기를 마친 후 이전에 '등록'한 세 단어에 대한 '기억회상'을 실시한다. 각각 1점씩 총 3점이다. '기억등록'과 '기억회상' 사이에는 '주의집중과 계산' 과제 이외의 다른 과제, 특히 언어적 과제를 시행해서는 안 된다.	
6 **언어 및 시공간 구성** (9점)	**이름대기 과제** 시계와 볼펜을 각각 가리키며 "이것의 이름이 무엇입니까?"라고 물어본다. 각각의 단어에 대한 이름대기 수행에 대해 각 1점씩 총 2점이다. **명령시행 과제** 세 단계의 명령을 분리하지 않고 전 문장을 한 번에 지시한다. 예를 들어 "종이를 뒤집은 다음"이란 지시에 피검자가 종이를 뒤집고, "그다음 반으로 접고"란 지시에 피검자가 종이를 반으로 접는 식으로 진행하면 안 된다. 피검자가 알아듣지 못하는 경우 전체 지시를 다시 한 번 반복한다. 3단계 지시사항 각각 1점씩 총 3점이다. **따라말하기 과제** 피검자가 잘못 이해한 경우에는 전체 문장을 다시 한 번 반복해줄 수 있다. 정확하게 따라 하면 1점이다. **쓰기 과제** "오늘 기분이나 날씨에 대해서 써보십시오." 또는 "의사나 간호사에게 하고 싶은 이야기를 문장으로 써보십시오."라고 권한다. 주어와 동사로 이루어져 있는 문장을 구성하도록 지시한다. 만일 피검자가 "고혈압"이라고 쓰면 문장에 해당하지 않으므로 0점이 된다. 철자가 약간 틀린 경우에는 정답으로 간주한다. 총 1점이다. **겹쳐진 오각형 베끼기 과제** 그대로 베끼지 못하면 0점이다. 예를 들어서 두 오각형이 서로 떨어져 있거나 오각형 대신 사각형이 맞물려 있는 경우는 0점으로 간주한다. 정확하게 베끼면 총 1점이다.	

합계 득점 : _____

CDR(Clinical Dementia Rating, 임상치매척도)
국제적인 치매 평가법으로, 관찰을 중심으로 질문 방식을 병용한다.
본인과 가족에게 인지 기능에 관한 사전 청취 조사를 시행한다. 크게 6개
영역 즉 기억력, 지남력, 판단력과 문제해결 능력, 사회 활동, 가정생활과
취미, 자기 관리(위생, 몸치장 등)에 대해 평가하고 이들 영역의 점수를
종합해 0~5 사이의 복합 점수를 얻게 된다. 치매 중증도 평가에 유용하며
점수가 높을수록 중증을 의미한다.

N식 정신기능검사, GDS(Global Deterioration Scale)
치매 중증도를 평가하기 위한 검사로 지남력, 기억, 주의와 계산, 언어,
손가락 및 사물 호칭 등을 과제로 하는 12개 항목을 질문한다. 단계별
인지장애 정도를 구체적인 예를 들어 기술하고 있으므로 평가자가 쉽게
확인하며 판단할 수 있다.

BFB(Brain Function Battery) 뇌 기능 검사
인지 기능, 상지 및 하지 행위, QOL(Quality of Life)로 구성된 질문 형식의
검사법. 뇌의 장애 부위를 추정하는 것이 가능하며, 치매의 중증도를
단계적으로 평가한다.

치매 환자의 증상은 응대하는 사람을 포함해 주변 환경에 따라 크게 달라집니다. 환자가 처한 장소의 분위기나 시간대에 따라 검사 결과가 달라지는 것입니다. 처음 만난 의사와 병원 진료실이라는, 평소와 달리 매우 긴장되는 환경에서 질문을 받거나 무엇인가를 해야 한다면 치매 환자가 과연 평상시처럼 행동할 수 있을까요? 긴장하면 뇌 활동이 자연스럽지 않게 되고, 알츠하이머병 초기라면 대충 얼버무리게 됩니다. 저라도 평상시처럼 행동하는 것은 무리일 듯합니다. 확실히 지연회상[21] 등 기억과 관련한 것은 어

---

21 지연회상(delayed recall): 말한 것, 보고 들은 것을 잠시 시간을 둔 후 기억하고 있는지
회상시키는 것. 장기 기억이 보존되고 있는지를 평가하는 것이다.

느 정도 알아낼 수 있을지 몰라도, 극도로 긴장하는 사회공포증 환자라면 검사가 그다지 의미가 없을 것이라 생각합니다.

작가이자 연기자인 에이 로쿠스케 씨는 어느 날 개정 하세가와 치매 검사를 받았다고 합니다. 의사와 대면해서 질문을 받았는데 긴장한 나머지 대부분의 질문에 대답을 하지 못했다는군요. 마지막 질문으로 "알고 있는 채소의 이름을 가능한 많이 말해보십시오."라고 하자 바로 떠오르는 이름은 없었지만 옛날에 자주 먹던 음식을 기억해내 '오이모(군고구마)'라고 대답했다고 합니다. 의사가 '자~ 다음은'이라고 말하는 순간 에이 씨는 정신이 번쩍 들어 "자가이모, 사츠마이모, 야마이모, 사토이모(감자, 고구마, 참마, 토란)"라고 말했습니다. 그러자 의사는 웃으며 "에이 씨, 이제 됐습니다. 치매가 아닙니다."라고 말해주었습니다. 의사의 재치(?) 있는 판단도 필요해 보입니다.

뇌 기능을 간이 척도로 검사하는 일이 아무런 의미가 없다고 할 수는 없지만 일상생활 모습을 구체적으로 묻는 것이 더 중요하지 않을까요? 저는 구체적인 생활상을 물을 때 전문용어는 불필요하다고 생각합니다.

예를 들어 옷을 입고 벗는 것이 잘 안 되는 치매 환자에게 '착의 실행증(dressing apraxia)'이라고 하고 싶지는 않습니다. 물론 '치매가 있군요'보다는 낫지만, 그것만으로 환자가 어떤 상태인지 제대로 알 수가 없으니까요. 옷을 건네줬을 때 입으려 하지 않는다거나 입으려고는 하는데 소매에 팔이 잘 안 들어간다거나 계절에 맞지 않는 옷을 입는다든가… 아니면 이런 증상이 복합적으로 나타나는 경우도 많습니다. 뇌의 기능을 알고 있으면 이런 증상을 통해 뇌의 어느 부분이 잘 작동하지 않는지 추측할 수 있습니다. 그러면 원인 질환을 가늠할 수도 있고 기능하는 부분을 파악해 돌봄 방식을 변경해 나갈 수도 있습니다. 현재 상태에 맞는 환경을 조성하는 게 가능해지는 것이죠.

저는 일상생활의 상태를 파악하고, 그 사람의 현재를 알기 위한 도구로서 행동관찰방식인 AOS(Action Observation Sheet)를 활용하고 있습니다. 질문 항목은 생활 습관병 3항목과 일상생활 행동 44항목으로 되어 있는데, 기본적으로 일상생활 중 곤란한 점이 무엇인지 묻고 이를 점수화해서 항목별로 정리하는 것입니다. 점수화로 중증도 판단이 가능하고 항목별 정리를 함으로써 뇌의 현재 상태와 향후 증상 변화를 예측할 수 있습니다. 일상생활의 상황을 질문 형식으로 파악하기 때문에 10분이 채 안 걸리고 환자나 가족에게도 부담이 별로 없습니다.

또한 설문 방식의 질문이므로 '검사를 받고 있다'는 느낌이 들지 않습니다. 환자 본인뿐만 아니라 가족과 간병 직원들에게도 시행함으로써 환자의 상태 변화나 환경의 영향을 더 잘 반영할 수 있습니다. 그리고 이를 돌봄에 활용할 수도 있고, 환자의 현재 상태에 대해 관련자 모두와 공유할 수 있는 도구가 됩니다.

때때로 행정 보건사나 간병 현장의 직원이 개정 하세가와 치매 검사나 MMSE를 사용하는 경우가 있는데 저는 그다지 추천하지 않습니다. 그보다는 치매에 대한 지식을 먼저 확실히 익혔으면 합니다. 이를 위해서 뇌에 대한 기본적인 공부와 왜 이런 행동이나 증상이 나타났는지 알 필요가 있습니다. 그럼으로써 환경을 정비하는 방안이나 환자와 관계 맺는 법을 알 수 있다고 생각합니다.

하지만 이런 일을 가족에게 갑자기 시켜서는 안 됩니다. 가족은 가족 나름대로 고군분투하고 있으니까요. 먼저 가족의 노력을 인정하지 않으면 지원을 할 수 없습니다. 가족의 부담을 줄여주지 않으면 다음 지원으로 나아갈 수 없다고 생각합니다.

AOS(Action Observation Sheet, 행동관찰방식)
치매의 중증도를 측정하는 검사법. 일상생활 동작을 보는 5항목과 본인의 모습을 구체적으로 평가하는 47항목에 대해 증상을 체크하는 것으로, 질환과 그 진행 정도 등을 알 수 있다. 이 방식은 앞서 소개한 치매 검사와는 달리 치매 환자 본인 외에도 가족이나 간병 직원 등 관련된 서포터들이 각각 체크하게 함으로써 더 정확하게 평가할 수 있다. 이 AOS 결과를 주위 사람들과 공유함으로써 각 방면에서 연계가 이루어지고 환자에 대한 이해가 깊어지며 더 나은 돌봄이 가능해진다.*

*일본 후생성에서 '치매를 아는 지역 만들기 캠페인'의 일환으로 시행하고 있는 것이 '치매 서포터 캠페인'이다. 이것은 치매를 올바르게 이해하고, 치매 환자와 가족을 따뜻하게 지켜주며 응원하는 '치매 서포터'를 양성하기 위한 것이다. 치매 서포터는 지역 주민, 금융기관이나 슈퍼마켓 종업원, 학생 등 다양하게 구성되며, 전국적으로 550만 명에 가까운 치매 서포터가 있다(2014년 9월말 현재). 'AOS(행동관찰방식)'는 이 사업에서 곤도 마코토 등이 추진하고 있는 것으로 의료법인 쓰루가온센병원 타마이 아키라 원장이 개발했다.
(치매 서포터 캠페인에 관한 자세한 정보는 www.caravanmate.com 참조)

개정 하세가와 치매 검사와 MMSE 둘 다 '100에서 7씩 차례로 빼세요'란 질문 항목이 있습니다. 치매에 대해 잘 모르면 뺄셈 테스트라고 생각할지도 모릅니다. 하세가와 검사는 이를 2회 시행하지만 MMSE는 5회 시행합니다. 두 검사 모두 환자가 틀린 지점에서 검사를 종료하는데 검사에 따라 얻을 수 있는 점수가 다릅니다.

그리고 BFB 뇌 기능 검사라는 것이 있습니다. 이 검사는 AOS 연수 때 함께 연수받는 것입니다. BFB 역시 뺄셈을 5회 시행합니다. 그러나 도중에 틀리더라도 맞는 답은 점수화합니다. 이 테스트는 원래 작업기억(일시적인 정보의 통합, 처리, 삭제와 재생에 관련된 단기적인 기억으로 학습과 깊은 관련이 있음-편집자) 검사입니다. 그러니 BFB로 환자의 작업기억을 가장 잘 확인할 수 있습니다.

저는 이런 검사는 점수에만 의미를 둘 것이 아니라 검사 과정도 포함해서 평가해야 한다고 생각합니다. 구체적인 생활 속에서 환자를 보아야 한다는 관점과 같습니다. 도형 테스트도 마찬가지입니다. 같은 도형을 가로로 옮겨 그리는지 세로로 옮겨 그리는지에 따라 편측 공간실인(치매, 의식장애는 나타나지 않음에도 좌우 한쪽 공간의 인지장애가 나타나는 것-옮긴이)을 확인할지 말지 달라집니다. 치매에 대해 확실히 배워서 질문의 의도를 제대로 이해해야 하는데 그러지 못한다면 결과에만 눈이 가게 됩니다.

그 결과란 무엇을 하기 위한 것일까요? 환자의 생활 환경을 그 사람한테 맞게 조성하기 위해서입니다. 환자의 생활을 보지 않은 채 검사만 우선하면 해결 방향이 보이지 않게 됩니다. 하지만 한정된 진료 시간에 이것을 다하는 것은 어려운 일이겠죠. 대신 나가오 선생님 클리닉에서도 기다리는 시간에 간호사가 최초 AOS를 하도록 하면 어떨까요? 반드시 무엇인가 달라질 것이라 생각합니다.

AOS(행동관찰방식)에 의한 치매 체크리스트 중에서

1	잘 아는 장소에서 길을 헤맬 때가 있다.
2	융통성이 없고 완고해서 상대방 의견을 들으려 하지 않는다.
3	대화 중 '그거', '저거' 등 대명사를 자주 사용한다.
4	방금 말한 것도 곧 잊어버린다.
5	저녁이 되면 시간이나 장소를 알지 못하고, 이상한 말을 하곤 한다.
6	의욕이 없고 새로운 것에 관심이 없다(예: 일과나 가사, 외출이 귀찮음).
7	매우 간단한 것도 이해하지 못한다.
8	상황에 맞는 행동을 하지 못한다.
9	쓰레기나 종이를 수집한다.
10	말이 뒤죽박죽이어서 내용을 이해하기 어렵다.
11	차림새에 신경을 쓰지 않는다.
12	어제 있었던 일을 거의 잊어버린다.
13	동작이 둔해지고 있다.
14	돈이나 물건을 도둑맞았다고 말한다.
15	먹을 수 없는 것도 먹으려 한다.

출처: 의료법인 쓰루가온센병원 홈페이지
(www.tsurugaonsen-hp.or.jp/ninchi_center_check.html)

'진행'이 멈추는 사람, 멈추지 않는 사람

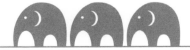

의사의 편지

　얼마 전 도쿄에서 치매 연구 모임이 있었는데 모임 전에 잠깐 시간이 나서 수십 년 만에 소부선 열차를 타고 히가시나카노에 갔습니다. 그곳 작은 영화관에서 '매일이 알츠하이머 2'[22]란 영화를 봤습니다. 유쾌하고 밝은 영화였습니다. 세키구치 유카 감독의 감성이 좋았습니다, 영상의 감성과 돌봄의 감성 모두. 영화를 통해 있는 그대로의 재가돌봄을 볼 수 있었습니다.

　세키구치 감독은 '어머니, 이렇게 하세요'라고 하지 않았습니다. 주간보호소[23]에 가고 싶어 하지 않는 날에는 보내지 않았고, 목욕도 하고 싶지 않으면 원하는 대로 하시라는 식이었습니다. 어머니를 간병하는 생활이 숨 막히게 된 것은 '왜 내 말을 듣지 않는 거

---

22 매일이 알츠하이머 2: 2014년 7월 개봉한 다큐멘터리 영화로, 세키구치 유카 감독은 알츠하이머병을 앓고 있는 자기 어머니의 일상을 적나라하게 담아냈다. 모녀의 밝고 유머러스한 간병 생활이 화제를 불러일으켰다. 후속 작품에서는 '인간 중심 돌봄'(자세한 것은 156쪽 참조)을 배우는 모습도 찍었다.

23 주간보호소(주간보호 서비스): 시설에 입소하는 것이 아니라 그날 왔다가 돌아가는 방식으로 이용하는 돌봄 서비스. 일본에서는 2015년 간병보험제도 개정으로 숙박도 가능하게 되었다.

야!'라며 딸의 짜증이 심해졌을 때라고 생각합니다. 모녀의 관계가 수십 년 전과는 반대로 역전돼버린 것이죠. 어머니도 딸도 그 잔혹한 시간의 흐름을 어떻게 할 수 없었습니다. 하지만 세키구치 감독은 (이런 심경에 도달하기까지 얼마나 우여곡절이 많았을까요) 초연한 마음으로 간병을 해온 것처럼 보였습니다. 어머니가 갑자기 격앙되었을 때도 '격앙 가면이 나타났다!'[24]라고 말할 수 있을 정도였으니… 참으로 대단합니다.

감동을 간직한 채 도쿄역으로 이동해 의료인을 위한 '치매 치료 연구회'란 모임에 참석했습니다. 무더운 여름 날씨에도 개의치 않고 전국에서 모인 신경외과, 정신과, 신경과 등 의사가 100명이 넘었습니다. 거기서 '고노 기법'으로 유명한 고노 가즈히코[25] 선생의 강의를 들었습니다. 고노 선생은 『치매의 7할은 낫는다』라는 책을 썼습니다. 선생의 강의를 듣고서 치매 치료법을 매일 진보시키는 것이야말로 진정한 의사라는 확신을 얻었습니다. 그러고 보니 앞서 본 다큐멘터리에서 영국 의사가 **'치매가 흥미로운 것은 예측이 전혀 불가능하기 때문'**이라고 말하는 장면이 있었습니다. 결국 의사도 하나의 치료법만 고집하지 말고 계속 배움을 통해 변화해 나가야 한다는 것이죠.

고노 선생은 얼마나 많은 병원에서 치매에 대해 잘못된 진단

---

24 일본의 유명 만화 <짱구는 못 말려>에 나오는 가공의 영웅 '액션 가면'에 빗댄 말.-옮긴이

25 고노 가즈히코: 의사이며 나고야 포레스트 클리닉의 원장. 30년 이상 치매 환자와 함께 해온 노하우를 모아 실천적인 치료 매뉴얼인 '고노 기법'을 확립했으며, 치매 의료에 파문을 일으켰다.

과 치료가 이루어지고 있는가 하는 현실을 실제 사례 영상을 통해 소개했습니다. 걷지도 못하고 휠체어에 앉아 표정도 없이 멍한 얼굴로 찾아온 할머니가 짧은 시간 만에 극적으로 밝은 표정이 되어 종종걸음으로 진료실을 나서는 영상이 나오자 강의실 의사들 사이에서 경탄의 목소리가 울려퍼졌습니다. 그만큼 많은 의사가 치매 증상이 극적으로 회복된 케이스를 본 적이 없었다는 뜻이겠죠.

저는 이날 '치매의 70%는 낫는다'는 것보다도 '환자의 70%가 잘못된 치료를 받고 있기 때문에 그것을 바로잡는 일'에 고노 선생이 심혈을 기울이는 것이 아닐까 하는 생각을 했습니다.

그렇다면 만성 경막하혈종이나 정상압 수두증, 갑상선기능저하증 등 완치할 수 있는 인지 기능 저하는 제외하고, 흔히 말하는 4대 치매[26]도 진행을 멈출 수 있는 시대가 되었을까요? 의학 상식으로는 '멈출 수 없다'가 답이었습니다. 치매약으로 진행을 늦추는 정도가 상식입니다. 하지만 고노 선생이 지향하는 의료는 **'멈출 수 있다'**고 상상해봅니다. 물론 모든 사례에 해당하는 것도 아니고 얼마 동안 멈출 수 있는지도 알 수 없습니다. '영원히'란 말은 꺼낼 필요도 없겠죠.

저도 재택 진료로 치매 환자를 많이 보고 있지만, 진단받고 나서 몇 년 동안 증상이 진행하지 않는 경우도 많습니다. 고노 선생은 약 조절에 따라 '멈추는 것'이 가능하다고 생각하고 있습니다.

---

26 4대 치매: 치매의 원인 질환별로 환자 수가 많은 4개를 말한다. 알츠하이머병이 60%, 루이체 치매가 15%, 혈관성 치매가 15%, 전측두엽 치매가 5%이며, 그 밖에 여러 질환이 있다(일본 후생노동성 조사).

하지만 저는 약보다도 환경이나 주변 사람과의 관계를 중요시하고 싶습니다. 저는 이전 책에서 4대 치매의 치료에서 약이 차지하는 비율은 10분의 1이라고 썼습니다(그런 것은 쓰지 말라고 동료 의사로부터 항의도 들었습니다). 다만 특수한 케이스, 예를 들어 픽병 환자가 아리셉트[27]를 처방받아 난폭해지는 경우 등은 약 조절로 간단하게 '멈추는 것'이 가능합니다. 그 약이 부적절하다는 것을 간파하기만 하면 되는 것이죠.

하지만 무엇보다도 주위 사람이 어떻게 관여하고 있는지가 열쇠입니다. '매일이 알츠하이머 2'에서 묘사했듯이 가족의 존재와 미남 간병인(할아버지의 경우에는 물론 미녀 간병인)이 있다면 충분히 멈출 수 있습니다(나이가 들었어도 이성이 간병에 관여하고 있는지 아닌지에 따라 의욕이 달라집니다).

이상을 정리해보면, 약을 잘 쓰고 좋은 관계 속에서 간병이 이루어지고 게다가 어딘지 모르게 이성과의 관계가 있다면 치매는 일정 기간 충분히 '멈출 수 있다'는 것입니다.

치료하겠다고 생각하지 않아도 된다. 진행을 멈출 수만 있다면 그것으로 족하다.

그리고 진행을 멈추기 위해서는 올바른 약 처방과 좋은 간병이 필수 불가결합니다. 현재 처방받은 치매약이 잘 듣는지 확인할 수

---

27 아리셉트: 일반명은 염산도네페질. 알츠하이머병은 신경전달물질인 아세틸콜린이 감소해 정보를 전달하기 어려워지므로, 아세틸콜린 분해효소의 작용을 억제해 아세틸콜린 작용을 호전시키는 약물이다. 역시 아세틸콜린이 부족해지는 루이체 치매에도 유효함.

있는 것은 본인이 아니라 가족입니다. 이 점에 관해서는 나중에 다시 상세하게 논의해보고 싶습니다.

고노 선생의 동기는 원천적으로 '분노'에서 비롯되었다고 생각합니다. 잘못된 진단과 처방으로 환자의 상태를 이렇게까지 나쁘게 만들어놓고 자신은 아무렇지도 않은 의사가 있을 수 있어, 하는 '분노' 말이죠. 어떻게 아냐고요? 저도 마찬가지이기 때문입니다.

　의사는 환자 가족과 현장 직원의 이야기를 얼마나 귀담아들을까요?

　'치매의 진행을 멈출 수 있다'는 말을 들으면 대부분의 의사는 '약으로 멈춘다'고 생각할 것입니다. 저는 '처방받은 약이 잘 안 맞는 건가?', '복용량을 늘린 후 할머니가 폭력적이 되었거나 다른 사람처럼 인격이 바뀌었다' 등의 상담을 자주 받습니다. 그리고 이런 상담 건수는 점점 늘고 있습니다. "주치의와 상담했나요?" 하고 물어보면 **"이 약은 양을 늘리지 않으면 효과가 지속되지 않는다고 들었어요."**라는 대답이 자주 나옵니다. 환자 가족들은 대부분 부작용에 대해 자세한 설명을 듣지 못합니다. 부작용에 둔감한 의사가 많은 것 같습니다. 또한 의사의 일방적인 설명을 들으면서 그것을 전혀 이해하지 못하는 가족도 역시 많이 있을 것이라 생각합니다.

　'부작용에 관해 한 번 설명했으니 그것으로 의사의 책임을 다했다'는 생각은 명백히 잘못된 것입니다. 상대방이 잘 알아듣도록 여러 번, 다양한 방식으로 설명하는 것이 진정한 사전 동의 (informed consent)가 아닐까요? 과연 이렇게 할 수 있는 의사가 얼마나 될까요? 그런 설명은 내가 하지 않아도 처방전을 받은 약국 약사가 알려줄 거라고 반론하는 의사도 있겠지만, 그런 방식으로는 환자에게 맞는 개별적인 설명이 부족하게 됩니다. 약사는 환자의 상태를 모르므로 매뉴얼대로 설명할 수밖에 없으니까요.

그럼 어떻게 해야 할까요? 스스로 판단해서 약을 중지하거나 주치의를 바꾸는 방법밖에 없습니다.

의사가 아닌 저로서는 약을 중단하라고 할 수 없으니 먼저 다른 전문의에게 가보도록 권합니다. 이때 **증상만 물어보고 바로 투약을 개시하는 의사라면 일단 제외!** 해결책이 될 수 없습니다. 지금 나타나는 증상의 원인을 규명하기 위해 노력해야 하는데, 이렇게 할 수 있는 의사를 찾는 일이 매우 어렵습니다. 하지만 증상의 원인을 규명할 수 있다면 '할머니의 인격이 변한 것은 약이 잘 맞지 않았기 때문'이라고 특정할 수 있고 증상을 '멈추게' 할 수 있습니다.

물론 의사가 먼저 복약 문제를 중시하는 경우도 있습니다. 하지만 가족이나 간병 직원들과의 연계 부족, 의사소통 부족(서툰 게 결코 아님)으로 잘 안 될 때가 많습니다. 또한 많은 환자가 치매약이나 항정신병약만 복용하고 있는 것이 아니라는 점도 주의할 필요가 있습니다.

예를 들어 변비를 호전시키는 '마그밀'이라는 약이 있습니다.

심장 질환 때문에 이뇨제 처방을 받은 사람이 마그밀을 복용하고 있는 경우가 많습니다. 제가 담당했던 한 할머니는 남편을 열심히 간병했지만 약에 대한 이해는 거의 없었습니다. 변비약인 마그밀을 매일 밤 꼬박꼬박 복용시켰습니다. 그래서 할아버지는 매일 설사를 했습니다. 그 결과 탈수 증상이 나타났고 응급실로 이송돼 장기 입원을 하게 되었습니다. 할아버지의 몸 상태는 며칠 후 평소와 비슷한 상태로 돌아왔지만 탈수와 영양불량, 게다가 입원이라는 환경 변화로 치매가 급격히 악화되었습니다.

또 다른 환자의 경우는 가족이 마음대로 약 복용을 조절하다가 치매가 악화되면 병원에 가서 새로운 약을 처방받기를 반복했습니다. "주치의와 상담해서 약을 정리하죠."라고 조언했지만 "주치의 선생님께 죄송스러워 이제 와서 이야기할 수 없어요."라고 대답했습니다. "당신의 자존심 문제가 아니라 환자를 위해서입니다."라고 말하자 마지못해 병원으로 갔습니다. 고령자의 경우 약을 어떻게 줄여 나가야 하는가 하는 지침이나 약의 병용에 따른 부작용 등을 제대로 정리해둔 것이 없는 것 같습니다. 어린아이는 나이에 따라 복용량을 늘려가도록 되어 있는데 체력이 점점 떨어지는 고령자에 대해 복용량을 감량해가는 복약 지도가 없다는 것이 안타깝습니다.

이제 치매가 '낫는다'는 것이 어떤 의미인지 정리할 필요가 있을 것 같습니다.

가족이 감당하기가 어려웠던 어느 치매 환자가 복지기관의 주간보호 서비스를 이용하기 시작했는데 차차 표정도 온화해지고 주변증상도 좋아지게 되었습니다. 직원은 환자 가족에게 "최근 상당히 좋아졌습니다."라고 이야기해주었습니다. 환자 가족은 매우 기뻐했습니다.

그런데 며칠 후 환자 가족이 화가 나서 복지기관을 찾아왔습니다. "병원에서 검사를 했는데 아무것도 좋아진 것이 없어요. 의사 선생님이 뇌 영상을 보고 분명히 말했다니까요. 이 복지기관은 신용할 수가 없어요!"라고 하더니 다른 복지기관으로 변경했다고 합니다. 저는 그 복지기관보다 더 나은 돌봄 서비스를 제공하는 곳은 없다고 생각합니다. 그곳의 직원이 애초에 '좋아졌다'가 아니라 '안정됐다'고 말했어야 했던 걸까요?

안타깝지만 뇌의 위축이 개선된다거나 이미 죽어버린 뇌세포가 되살아나지는 않습니다. 또한 '낫는다', '좋아진다', '멈춘다' 등의 말은 사람에 따라 그 정의가 다릅니다. 그러므로 초점을 맞춰야 하는 것은 뇌 영상이 아니라 주변증상입니다. 주변증상은 약 복용과 비약물 요법, 돌봄(환경까지 포함한 관리 방법), 이 3요소의 균형에 의해 완화될 수 있습니다. 이것을 '멈춘다'라고 표현할지 말지도 사람에 따라 달라질 것입니다. 질환이 치유되는 것이 아니라 어디까지나 주변증상이 호전됨으로써 **원래 그 사람의 모습으로 '돌아왔다'**고 생각하는 것이 타당할지도 모르겠습니다.

의사는 진료실에서의 환자 상태가 아니라 실생활에서의 환자 상태에 더 관심을 가졌으면 좋겠습니다. **먼저 필요 없는 약이나 많**

은 양의 약을 처방하는 것을 '멈추지 못하는' 의사는 줄고 '멈출 수 있는' 의사가 많아졌으면 합니다. 그러기 위해 나가오 선생님께 서 더 '분노'해주셨으면 합니다.

7

치매약과
부작용

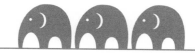

　그렇군요. 곤도 과장님이 현장에서 하는 고민을 잘 알게 되었습니다.

　곤도 과장님 역시 무턱대고 약을 처방하거나 때로는 잘못 처방하는 의사에게 '분노'를 느끼리라 생각합니다. 무턱대고라고 적었지만 (그런 의사를 감싸려는 생각은 아닙니다) 투약 방법에 대해서는 후생성이 정한 매뉴얼이 있는 것도 사실입니다. 여기서 일단 치매약에 대한 기본적인 내용부터 정리를 해보죠.

　치매약으로 불리는 약물은 현재 일본에서는 다음과 같은 4종류가 승인을 받았습니다(우리나라도 같음 - 옮긴이). 아리셉트(donepezil), 레미닐(galantamine), 에빅사(memantine), 엑셀론 패치(rivastigmine)입니다. 이와 같은 치매약들은 치매를 '완치'시키는 것이 아니라 진행을 '억제'하는 약물입니다. 즉 근치요법이 아니라 대증요법입니다.[28] 그렇다면 '억제'한다는 것은 어떤 의미일까요? 치

---

28 근치요법이란 수술, 약물 등으로 병을 완전히 고치는 것을 말하며, 대증요법은 병의 원인을 찾아 없애기 곤란한 상황에서 겉으로 나타난 병의 증상에 대응해 처치를 하는 치료법이다.-편집자

매는 기본적으로 매우 서서히 진행하는 질환입니다. 우리는 지금 이 순간에도 노화하고 있습니다. 누구든 노화를 하죠. 이때 자연스러운 노화보다 빠른 속도로 노화하는 것을 치매라고 할 수 있을지도 모르겠습니다. 다음 그래프를 봐주십시오.

인지 기능과 노화의 진행에 대해[29]

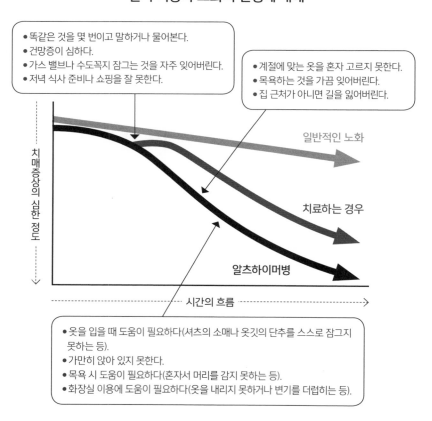

• 똑같은 것을 몇 번이고 말하거나 물어본다.
• 건망증이 심하다.
• 가스 밸브나 수도꼭지 잠그는 것을 자주 잊어버린다.
• 저녁 식사 준비나 쇼핑을 잘 못한다.

• 계절에 맞는 옷을 혼자 고르지 못한다.
• 목욕하는 것을 가끔 잊어버린다.
• 집 근처가 아니면 길을 잃어버린다.

치매증상의 심한 정도

일반적인 노화

치료하는 경우

알츠하이머병

시간의 흐름

• 옷을 입을 때 도움이 필요하다(셔츠의 소매나 옷깃의 단추를 스스로 잠그지 못하는 등).
• 가만히 앉아 있지 못한다.
• 목욕 시 도움이 필요하다(혼자서 머리를 감지 못하는 등).
• 화장실 이용에 도움이 필요하다(옷을 내리지 못하거나 변기를 더럽히는 등).

29 출처: 가가와대학 의학부 교수 나카무라 유 감수, www.aricept.jp

시간의 경과에 따라 할 수 있는 일이 줄어들고 생활에 지장이 생깁니다. 이때 **그래프의 기울기를 조금이나마 완만하게 하는 것이 치매약의 역할입니다.** 그런데 완치를 목적으로 약을 복용하는 사람이 많은 것도 사실입니다. 곤도 과장님이 지적했던 바와 같이 의사의 설명 부족도 하나의 원인일 것입니다.

저도 환자에게서 '치매를 낫게 하는 약을 주십시오'란 말을 자주 듣습니다. '특효약이 있겠죠?'라는 말도요. 하지만 그런 약은 현재 없습니다. 앞서 말한 4가지 약은 뇌 속에 '베타아밀로이드'와 '타우'[30]라는 부산물이 쌓여서 생기는 상태에 대한 대증요법에 지나지 않습니다. 그런데 뇌의 상태는 사람마다 완전히 다릅니다. 항암제 치료와 마찬가지로, 그 약을 복용하는 것이 좋을지 복용하지 않는 것이 좋을지 누구도 증명할 수 없습니다. 왜냐하면 그 사람과 완전히 같은 병태, 같은 뇌 상태를 지닌 사람은 이 세상에 존재하지 않으니까요. 그렇다면 무엇을 가지고 그 약이 효과가 있는지 아닌지를 판단할까요? 비교 자료를 모으는 것밖에 방법이 없습니다.

예를 들어, 많은 피험자를 무작위로 두 개의 군으로 나눕니다. 약을 복용하는 군, 복용하지 않는 군으로 장기간 기록을 해서 수백 수천 명의 자료를 분석해 얻어진 평균치를 비교하는 것입니다. 통계적 분석 결과, 약을 복용한 군이 복용하지 않은 군에 비해

---

30 타우: 타우단백질. 이것이 인산화된 것을 신경원섬유변화라고 한다. 뇌 안에 축적되면 독성을 발휘해 뇌 신경세포를 탈락시키게 되고 그 결과 뇌가 위축된다.

ADL(Activity of Daily Living, 일상생활 수행 능력) 등의 저하가 완만한 것으로 판단되면 그 약은 '억제'하는 효과가 있다고 합니다. 이러한 결과가 세계적으로 인정받는 의학 전문지에 실려야 비로소 '과학적 근거(evidence)'[31]가 있다고 말할 수 있습니다.

앞의 4가지 약은 과학적 근거가 증명된 후에 보험 적용 약으로 승인되었는데, 그 과정에서 어떤 자의적인 조작이 들어간 건 아닌지 과거 디오반 사건[32] 정도는 아니지만 불명확한 점이 있습니다. 제약회사와 이해 관계가 얽혀 있는 과학 논문의 날조 사건이 몇 차례 보도된 현실이므로, 저는 앞으로 제삼자에 의한 검증이 더 많은 분야에서 이루어져야 한다고 생각합니다. 디오반도 마찬가지이지만 연구자와 제약회사 간의 유착이 있다고 해서 '그 약은 가짜다!'라고 결론짓는 것은 섣부른 판단이 될 수 있습니다. 하나의 약이 세상에 나와 승인을 받기까지 정말로 막대한 시간과 연구비가 소요됩니다(그렇기 때문에 제약회사는 그 돈과 시간을 회수하기 위해 기를 쓰게 되고 때로는 양심을 저버리는 경우도 있습니다). 일단은 충분한 과학적 근거가 있기 때문에 그 약이 존재하고 있는 것입니다.

알츠하이머병은 아세틸콜린[33]이라는 신경전달물질이 부족해서 신경과 신경 사이의 연락이 서서히 나빠지는 상태입니다. 앞의

---

31 과학적 근거: 통계학적 검증을 기반으로 '근거가 있다'고 여겨지는 것.
32 디오반 사건: 노바티스 사의 고혈압 치료약인 '디오반(일반명 발살탄)'의 일본 시판 당시 임상연구를 맡았던 의과대학 연구팀에 노바티스 사 직원이 신분을 숨긴 채 통계분석자로 관여했던 사건.
33 아세틸콜린: 뇌 속에서 인지 기능을 유지하기 위해 필요한 신경전달물질.

4가지 약의 공통점은 뇌 속의 아세틸콜린 양을 늘리는 작용을 한다는 것입니다. 이 약들은 모두 알츠하이머병에 보험 적용이 되는데, 최근(2014년 9월)에 아리셉트는 루이체 치매로도 보험 적용이 확대되었습니다(한국은 아직 루이체 치매에는 보험 미적용-옮긴이).

이 4가지 약은 서로 어떤 차이점이 있을까요?

첫째, 약의 역사가 다릅니다. 아리셉트는 에자이라는 일본 회사에서 개발했습니다. 일본에서는 1999년 판매된 이후 12년간 이 약밖에 없었습니다. 한편, 레미닐은 외국 제약회사가 개발한 것으로 일본에서는 2011년 3월부터 판매되었습니다. 바로 동일본 대지진 때입니다. 에빅사도 같은 시기에 판매될 예정이었지만 지진으로 연기되어 2011년 6월부터 시판되기 시작했습니다. 에빅사는 다른 약들과는 다른 기전을 통해 아세틸콜린의 양을 늘립니다. 리바스티그민(엑셀론 패치)도 같은 시기에 판매되었습니다. 즉 한 번에 4개의 선택지를 갖게 된 것이 극히 최근의 일이라는 이야기입니다.

둘째, 약의 작용 기전[34]이 다릅니다. 아리셉트는 아세틸콜린 분해효소를 저해해 아세틸콜린 농도를 증가시키는데, 레미닐과 에빅사는 조금 다른 경로로 작용한다는 차이점이 있습니다.

셋째, 약 첨부 문서에 적힌 **약의 사용 방법이 다릅니다.** 아리셉트와 에빅사는 1일 1회, 레미닐은 1일 2회입니다. 리바스티그민(엑셀론 패치)은 먹는 것이 아니라 1일 1개 붙이는 약입니다.

넷째, 일본 후생성에서 정한 증량 방법이 다릅니다. 적은 양부

---

34 작용 기전: 약물이 생체에 작용을 나타내는 과정, 방식을 의미함.

터 단계적으로 한 단계씩 증량하도록 되어 있습니다. 즉 메스꺼움이나 졸음 등의 부작용이 있기 때문에 적은 양으로 시작해 몸이 익숙해지면 증량하는 것입니다.

그런데 저는 이 점이 좀 곤혹스럽습니다. **체격이나 증상이 각각 다른 사람에게 똑같은 방식으로 증량을 해서 괜찮을 리가 없습니다.** 그리고 후생성이 정한 용법을 보면 **증량에 관해서는 자세히 나와 있지만 감량을 해야 하는 상태나 시점에 대해서는 거의 설명이 없습니다.** 제약회사로서는 비즈니스, 즉 자사의 약을 판매해야 하기 때문에 감량하는 법이나 중단 시점에 관해서는 꼭 필요한 최소한의 설명에 그칠 수밖에 없습니다. 그 때문에 의사의 재량에 따른다는 좋은 말이 있습니다. 또한 필요하다고 생각될 때 **약을 감량하거나 중단할 수 있는지가 바로 의사의 능력입니다.** 매뉴얼화할수록 의사는 자기 경험에 근거한 재량 발휘에 자신감을 잃고 적당히 하게 마련입니다. 저는 **진정한 명의란 '약을 중단할 때'를 판단할 수 있느냐 없느냐에 달려 있다**고 생각합니다.

다섯째, 제네릭[35] **약이 있는지 여부입니다.** 발매 후 10년 이상 경과하지 않으면 제네릭 약이 나올 수 없으므로 현재 제네릭이 있는 것은 아리셉트뿐입니다. 2011년 11월 이후 30개사에서 100종 정도가 발매되었다고 합니다! 즉 이 정도로 치매약이 돈을 벌 수 있다는 뜻입니다.

---

35 제네릭: 후발 의약품을 뜻함. 개발 회사의 특허가 만료된 약제를 다른 제약회사가 같은 성분, 비슷한 효능을 가지도록 하면서 가격은 싸게 판매하는 약.

치매약 4종의 작용 기전, 용법 등

	작용 기전	적응증	주요 부작용	용법 및 용량
아리셉트	① 아세틸콜린 에스테르 분해효소 저해 작용	~~경증~~ ~~중등도~~ ~~중증~~	메스꺼움 구토 설사	1일 1회 초회용량: 3mg(1-2주) 유지용량: 5mg 최대용량: 10mg
레미닐	① 아세틸콜린 에스테르 분해효소 저해 작용 ② 니코틴 수용체 증강 작용(APL 작용)	~~경증~~ ~~중등도~~ ~~중증~~	메스꺼움 구토	1일 2회 초회용량: 8mg(4주) 유지용량: 16mg 최대용량: 24mg
	일반명 갈란타민. 아리셉트와 같은 작용이 있고, 신경정보전달을 촉진시키는 작용도 있다. 아리셉트류와의 병용은 불가.			
에빅사	① NMDA 수용체 길항제	~~경증~~ ~~중등도~~ ~~중증~~	어지럼증 두통 변비	1일 1회 초회용량: 5mg 1주마다 5mg씩 증량 유지용량: 20mg(최대)
	일반명 메만틴. 신경전달물질인 글루타민산과 결합하는 NMDA 수용체에 작용해, 뇌 속의 글루타민산 농도를 조절한다. 아리셉트류와 병용 가능.			
엑셀론 패치	① 아세틸콜린 에스테르 분해효소 저해 작용 ② 부티릴콜린 에스테르 분해효소 저해 작용	~~경증~~ ~~중등도~~ ~~중증~~	적용 부위의 피부 증상	1일 1회 초회용량: 4.5mg 4주마다 4.5mg씩 증량 유지용량: 18mg(최대)
	일반명 리바스티그민. 아리셉트나 레미닐과 같은 작용을 한다. 피부에 붙이는 약이므로 연하장애가 있는 사람에게도 사용할 수 있다. 아리셉트류와의 병용은 불가.			

※ '적응증'은 각각 경도, 중등도, 중증 치매에 대한 적응을 뜻한다.

그럼 의사는 어떻게 이 4종류를 구분해서 사용할까요?

이것은 매우 어려운 질문으로 의사마다 답이 상당히 다를 것입니다. 확실히 말할 수 있는 것은 '아리셉트가 기본 약이다(가장 역사가 길기 때문에)', '에빅사만 다른 약과 병용할 수 있지만 단독으로 사용하는 경우도 있다' 정도입니다. 어느 쪽이든 **'어떤 목적으로' '어느 정도의 양을 사용할지'**가 가장 중요합니다. 개인적인 결론을 먼저 이야기하자면, 매뉴얼에 나온 장기적 효과를 운운하기 이전에 부작용이 너무 많습니다. 게다가 부작용에 무관심한 채 처방하는 경우가 상당히 많다고 생각합니다. 이와 같은 약을 처방하는 것에 대해 저 역시 부정할 생각은 없습니다.

다만 부작용과 함께 어떤 약이라도 반드시 '중단할 때'가 있다는 것을 강조하고 싶습니다.

　공부 부족이라고 할 수도 있겠지만, 저희 같은 보통 사람에게는 역시 '약 = 낫는다'라는 이미지가 고정되어 있습니다. 동시에 의사가 하는 말은 절대적이라고 생각하기도 합니다. 가족이나 간병 직원의 말에는 귀를 기울이지 않더라도 의사의 말은 잘 듣는 사람도 많습니다. 의술(醫術)은 인술(仁術), 의사란 직업의 중요성은 다른 직업과 다릅니다. 의사는 생명을 다루니까요. 그런 의사가 처방해준 '약'은 일반 시판약과 달리 그 자체만으로 효과가 있을 것 같은 느낌이 듭니다. '천사의 새끼손가락'이란 이야기를 알고 계신지요? 통증이 심한 환자가 진통제 좌약을 원하는데, 복약 간격을 더 줄일 수 없을 때 간호사가 자신의 새끼손가락을 '지금 좌약이 들어갑니다'라며 환자의 항문에 넣습니다. 이것이 '천사의 새끼손가락'입니다. 새끼손가락은 좌약과 크기가 비슷하지요. 그러면 신기하게도 통증이 낫는 환자가 많습니다.

　'병은 마음에서 생긴다'라는 이야기를 하려는 것은 아니지만 '도대체 약이란 무엇일까?' 하는 질문을 좀 더 생각해볼 필요가 있습니다. 확실히 우리는 지금까지 모든 것을 의사에게 맡기고, 자신의 상태를 스스로 마주하려 하지 않았던 것 같습니다. 두렵고 왠지 마음이 내키지 않아서겠죠. 이 또한 큰 문제라고 생각합니다.

저 역시 4가지 치매약을 부정하고 싶은 생각은 없습니다. 효과가 있는 사람도 있고 그렇지 않은 사람도 있지요. 어떤 약이든 마찬가지입니다. 그렇지 않다면 한 가지 질환에 여러 종류의 약이 필요없겠죠. 또한 한 종류의 약이라고 해서 효과도 제한적이라는 법도 없습니다. 여러 가지 시험해본 다음에는, 나가오 선생님도 말씀하셨듯이, 재량의 영역이라고 생각합니다.

그렇더라도 어째서 후생성이 정한 용법을 따라야만 할까요? 약사법대로 하지 않으면 관계 기관으로부터 주의 또는 지도를 받거나 심한 경우 벌금까지 내야 하니까? 간병의 세계에서는 한창 개인 맞춤형 돌봄이 화제인데, **의료에는 개인 맞춤형이란 개념이 없는 것일까요?** 애초에 지도하러 나오는 관계 기관 사람 (저도 공무원이지만) 중에 약에 대해 충분한 이해가 있는 사람이 얼마나 될까요?

약간 이야기가 샜는데, 어느 주간보호소에 행정지도[36]를 나온 공무원이 화장실에 일반 수건이 걸려 있는 것을 발견하고 종이 수건으로 바꾸라고 지도했다고 합니다. 보호소의 관리자가 그 이유를 묻자 "위생 확보가 되지 않으니까…"라고 대답했다네요. 보호

---

36 행정지도: 특정 사람이나 사업소에서 특정 행위를 하도록(또는 하지 않도록) 공무원이 지도, 권고, 조언하는 일

소 관리자는 "당신 집에서는 종이 수건을 사용합니까? 고령자의 집에서는 어떤 수건을 쓸 것 같습니까? 가능하면 자기 집과 가까운 환경을 제공하려고 하는데 그것이 잘못된 것이란 말씀인가요? 사소한 것이라도 환경이 자기 집과 다르면 치매 환자에게는 큰 문제가 될 수 있습니다. 그리고 우리는 수건을 매우 자주 교체하기 때문에 감염 질환이 발생한 적도 없습니다."라고 반론했다고 합니다.

법률이나 제도, 규칙은 어떤 목적이 있어서 만들어진 것입니다. 본래 조문을 곧이 곧대로 해석해 더 엄격하게 운용하기 위한 것은 아닐 겁니다. 행정 직원, 즉 공무원은 기본적으로 3년마다 교대를 합니다(저는 간병보험행정 경력 16년째인 천연기념물 같은 존재이지만요). 그러다 보면 원래 목적을 의식할 수 없게 되어 앞에서 이야기한 것과 같은 엉뚱한 지도를 하게 되는 것입니다. 자신이 담당할 때만은 아무쪼록 어떤 문제도 일어나지 않기를 바랄 뿐이죠. 의료에서도 마찬가지 일이 벌어지고 있지 않는지요? 사람마다 다르고 예외적인 조치도 필요하다는 것을 큰소리로 말하지 않는 거죠. 그러니 이런 사실을 일반 시민들이 알아서 의심하는 수밖에 없습니다.

죄송합니다, 그만 공무원 어조가 되어버렸네요. 저는 **약이란 애초에 화학제품이므로 부작용이 있는 것이 당연하다고 생각합니다. 하지만 그 부작용마저 약을 추가해서 억제하려고 하는 의사에게는 의문을 갖게 됩니다.**

①부작용 때문에 생긴 불면증 → ②수면제 처방 → ③수면제 때문에 멍함 → ④그렇다면 (흥분 작용이 있는) 치매약을 늘려봅시다…. 이런 흐름은 초등학생의 눈에도 이상해 보일 것 같습니다. 마치 코미디의 한 장면 같습니다. 부작용은 정신적인 면과 신체적인 면에서 나타납니다. 부작용을 호소하는데 뇌 검사 결과를 보고 "뇌가 활성화되어 있으니 이대로 사용하죠."라고 말하는 의사도 있습니다. 하지만 그로 인해 가족이 힘들어지면 결국 환자에게는 환경이 악화되는 원인으로 작용합니다. 어느 지점에서 균형을 맞춰야 하는지… 그렇기 때문에 개별성을 중시하고 생활을 중심으로 바라보는 관점이 중요하다고 생각합니다. 가족이지만 실제로는 '당사자'이니까요.

투약과 관련해서는 표준적인 사례만이 아니라 **예외적인 것도 수집해서 정보를 공유하는 시스템이 필요합니다.** 아리셉트 외에는 아직 인가받은 지 겨우 3년밖에 안 되는 약들입니다. 아리셉트조차 이제 십수 년이고요. 그러므로 나가오 선생님과 같은 마을의사의 경험도 참고해서 종합적으로 검증할 기관이나 시스템이 필요하다고 생각합니다. 개별 의사 수준의 이야기로는 이제 안 됩니다. 저는 현장의 정보를 전달하는 역할을 하는데, 이것을 받아서 발전시킬 수 있는 시스템을 국가가 만들어야 한다고 생각합니다.

8

왜 약을
늘리려고만
할까

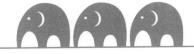

본디 치매약은 무엇을 위해 필요할까요?

1) 중심증상(단기기억 등)**을 개선하기 위해**

2) 주변증상(배회, 폭언 등)**을 개선하기 위해**

3) 위의 두 가지 증상은 아직 없지만, 치매 예비군(MCI)**인 사람**
   에게 예방적 목적으로

저는 위와 같은 세 가지 경우가 있다고 생각합니다.

알츠하이머병의 중심증상이 완만하게 진행되도록 하기 위한 약으로 4종류의 약에 대해 보험이 적용되고 있다고 이전에 적었습니다. 일본에서(2014년 현재) 보험 적용이 되는 것은 알츠하이머병에 4종류, 루이체 치매에 아리셉트뿐입니다. 혈관성 치매나 전측두엽 치매에는 건강보험으로 치매약을 처방할 수 없습니다(한국은 알츠하이머병에 4종류, 혈관성 치매에 아리셉트가 보험 적용됨-옮긴이). 물론 '치매'라는 모호한 병명만으로는 약을 쓸 수 없고 치매 예비군(MCI) 역시 마찬가지입니다.

한편 치매약은 아니지만 주변증상을 개선하는 약으로 쎄로켈,

리스페달 등이 자주 사용됩니다. 모두 항정신병 약물이라 불리는 까다로운 약입니다. **까다롭다는 것은 어떤 의미일까요?** 약의 작용이 너무 강해서 어지럽거나 졸리는 등 부작용이 심할 수 있다는 뜻입니다. 여기서도 다시 의사의 재량이 중요해집니다.

가족들이 기억해야 할 점은 지금 나타나고 있는 주변증상이 실제로는 위 1)의 약의 부작용 증상이 아닌지 의심해보는 것입니다. 또한 주변증상에 대해 2)의 약이 2~3종류나 처방된 경우에도 주의를 기울여야 합니다. 실제로 이런 경우에 해당하는 가족이 상담을 위해 외래로 찾아오는 경우가 많습니다. 원래는 1)의 약을 중지하면 주변증상이 호전되어 해결되는데 실제로는 1)의 약 투여는 그대로 둔 채 거기다 2)에 대한 약을 의사가 처방합니다.

1 - 1 = 0이 됨으로써 해결될 문제를 1 + 3 = 4로 해결하려고 하면 결과는 하늘과 땅 차이입니다. 덧셈 방식의 약 처방으로는 치매 진행을 멈출 수 없습니다. 오히려 악화되죠.

의사가 치매약 처방을 잘못하는 이유는 이렇게 덧셈 처방으로 해결하려 하기 때문입니다. 그중에서도 자주 보이는 패턴이, 한 번에 여러 가지 약물을 처방하는 **다제 투여가 이상 졸음을 유발해 어지럼증을 일으켜 낙상 → 골절 → 치매 악화로 이어지는 악순환**입니다. 그렇지 않아도 골절만은 피하고 싶었는데… 이런 상담을 받으면 저도 매우 안타깝습니다.

게다가 원래 1)의 약이 필요 없는 환자에게 1)의 약을 처방하는 의사도 많습니다.

예를 들면 **픽병으로 난폭해진 환자가 아리셉트를 먹게 되면 불에 기름을 들이부은 것처럼 큰일이 납니다.** 이런 식으로 원래는 알츠하이머병이 아닌데 일단 알츠하이머병으로 진단하는 의사가 많다는 점도 문제입니다. '일단 감기라고 해두면 문제 없겠지' 하는 것과 마찬가지 생각에서 **'일단 치매'**라고 오진하는 게 얼마나 심각한 잘못인지 모르고 말이죠.

어디까지나 제 느낌이지만, 현재 후생성에서 제시하는 치매 환자 자료(72쪽의 각주 참조)에서보다 실제로는 알츠하이머병의 비율이 더 적은 게 아닐까요? 이런 생각이 들 정도로 **픽병이나 루이체 치매 환자를 알츠하이머병으로 오진하고 있는 게 아닌가 합니다.** 개정 하세가와 치매 검사나 MMSE 검사로는 진단이 틀리기 쉬운 게 사실입니다. 또한 앞서 편지에 쓴 것처럼 만성 경막하혈종 등 이른바 '나을 수 있는 치매'가 원인인 경우도 있습니다. 어느 것이 진짜 원인인지 찾아내고 구분할 줄 아는 의사야말로 '치매 진료'를 하는 의사의 최소 조건일 것입니다.

오진투성이인 치매 의료, 슬프지만 이것이 현실이라고 생각합니다.

오진을 하면 당연히 치료약도 맞지 않게 됩니다. 진단이 맞더라도 약의 용량이 맞지 않으면 또 큰 문제가 생깁니다. 특히 뇌에 작용하는 약은 개인에 따라 적정량에서 큰 차이를 보입니다. 환자에 따라 10배, 아니 100배의 개인차가 있을지 모릅니다. 혈압약이나 당뇨약과는 비교할 수 없을 정도로 큰 차이입니다. 이렇게 개인차가 큰 또 다른 약물로는 완화 의료에서의 통증 조절 약물, 즉 의료용 마약 정도밖에 없을 겁니다. 통증을 없애기 위한 마약의 양 조절을 '**적정**(titration)'이라고 합니다. 저는 이와 같은 약물의 '용량 적정'이 매우 중요하다고 생각합니다. **많이 투여한다고 결코 좋은 것이 아닙니다.**

앞에서 언급한 것처럼 뇌에 작용하는 4종류의 치매약은 정부가 여러 논문에 근거해서 정해놓은 스케줄대로 계단 오르듯 증량하도록 되어 있는데, 뇌 감수성의 개인차를 전혀 고려하지 않은 것입니다.

아리셉트의 경우 3mg이라고 하는 투여량은 최초 투여로부터 2주까지이며 그 이후에는 반드시 5mg으로 증량해야 합니다. 그렇지 않으면 주치의가 당국으로부터 페널티를 받게 됩니다.[37] 페널티란 보험 적용을 받지 못하고 의사가 그만큼의 약값을 다 부담해야 하는 것입니다. 약을 증량하지 않으면 곧 의사의 죄가 됩니다. 저는 솔직히 이해가 되지 않습니다. '5mg으로 증량한 다음부터 어쩐지 이 환자의 상태가 나빠진 것 같다. 3mg으로 한번 감량해볼까?' 하는 생각이 들어서 감량했더니 역시나 환자의 상태가 좋아집니다. 이런 일은 얼마든지 있습니다. 하지만 보험 심사는 획일적이고 이 같은 개별성을 원칙적으로 상정하지 않고 있습니다. 의료비 명세서의 참고란에 탄원 의견이라도 적는다면 인정받을 수 있을지

---

37 한국에서는 보통 5mg으로 시작해 4~6주 후 상황에 따라 10mg으로 증량하고, 감량도 의사 재량으로 가능하며 보험상의 문제도 없다. 부작용에 주의하면서 23mg까지 증량할 수 있다.−옮긴이

모르지만 매일 수십 명씩 치매 환자를 진료하는 의사에게는 물리적으로 힘들고 까다로운 작업입니다. '치매약은 반드시 정해진 양까지 증량해야 한다. 증량하지 않으면 효과가 없다. 효과가 없기 때문에 증량해야 한다.' 매뉴얼 사회의 나쁜 영향이 의료 세계에도 커다란 그림자를 드리우고 있는 것입니다. 하지만 똑같은 얼굴을 한 사람이 세상에 또 없듯이 똑같은 뇌를 가진 사람도 없습니다.

요컨대 치매약에 대해서는

-'일단 알츠하이머병'이라는 생각을 의심해보고 올바른 진단을 탐구하는 것

-약의 용량이 (매뉴얼 절대주의가 아니라) **환자 개인에게 적절한지 평가하는 것**

이 두 가지가 투여 시 필수 조건입니다.

또한 환자의 상태는 시시각각 변화한다는 것도 알아두어야 합니다. 뇌의 상태도 일정하지 않습니다.

앞에서 소개했던 고노 기법을 개발한 고노 가즈히코 선생은 아리셉트를 1mg 단위로 사용할 것을 주장하고 있습니다. 저도 대찬성입니다. 실제로 고노 선생은 아리셉트를 1.5mg부터 사용할 수 있도록 후생성에 탄원 중입니다. **뇌에 작용하는 약에 대해서는 앞서 이야기한 의료용 마약에서 사용하는 '적정'이란 개념과 같은 발상으로 임해야 한다고 생각합니다.**

고노 선생은 또 '알츠하이머병의 루이체 치매화나 픽병화'라는 말을 사용하고 있습니다.

　알츠하이머병이 알츠하이머병 증상으로만 계속 진행한다고는 할 수 없습니다. 병명에 집착하다 보면 증상에 따라 그때그때 대응을 할 수 없게 되는 것도 치매 의료에서 쉽게 빠지게 되는 함정입니다. 비유가 적절할지 모르겠지만, 저는 뇌의 이런 상태가 지진 플레이트와 닮아 있다고 생각합니다. 도호쿠 지방에서 발생한 지진의 여진이 반드시 도호쿠에서만 일어나는 것은 아닙니다. 플레이트는 모두 연결되어 있고 항상 움직이니까요. 뇌도 모두 신경세포로 연결되어 있습니다. 알츠하이머병의 증상이 어느샌가 루이체 치매 증상으로 변했다면… 지금 처방 중인 약이 의미가 없어집니다.

　저도 지금까지 오진을 상당히 해왔기 때문에 이런 글을 쓸 수 있습니다. 많은 잘못을 해왔다는 것을 솔직하게 반성하고 다음 환자 치료에 참고합니다. 그런데 적어도 치매 치료에 관해서는 의사의 재량 폭을 조금 더 넓혀줬으면 합니다. 그렇게 되어야만 치매 800만 명 시대에 의료가 제대로 대응할 수 있습니다.

새삼스러운 말이지만, 약이란 그 존재만으로도 희망을 보여줍니다. 그러므로 의사가 아무리 "치매약은 증상을 늦추는 약일 뿐입니다."라고 말하더라도 그와 같은 사실은 외면하고 싶습니다.

'그래도 나에겐 무엇인가 극적인 효과가 나타나지 않을까' 하는, 아무리 비현실적인 억측일지라도 그렇게 생각하고 약을 먹는 사람이 많을 거라고 생각합니다. 항암제 치료를 시작하는 사람도 '나에겐 부작용 따위는 없을 것'이라는 마음으로 투약을 시작할 것입니다.

기대치가 크기 때문에 필요 이상으로 약을 많이 복용하는 경우도 있습니다.

또한 기대치가 큰 만큼 효과가 없는 것처럼 느껴지면 곧 절망에 빠져 스스로의 판단만으로 복약을 중지하는 경우도 있습니다. 나가오 선생님이 항상 말씀하시듯 **약에 따라서는 중단하는 법, 중단하는 시기가 있다는 사실을 아는 시민이 얼마나 될까요?**

다시 말해서 의사가 생각하는 상식이 일반인에게는 상식이 아닐지도 모릅니다. 정신 질환을 앓고 있는 사람에게 "약을 계속 먹으니까 아무리 해도 안 낫는 거야."라고 말하는 가족이나 간병 직원을 꽤나 보아왔습니다. 나쁜 뜻으로 그렇게 말하는 것이 아닙니다. 정말로 그러는 게 좋다고 생각해서 조언을 하는 것이죠. 그러면 어떻게 될까요? 그런 말에 상처를 받아서 자기 멋대로 복약을 중지하고 더 악화되는 환자가 태반입니다.

제 아내는 (저를 포함한 주위의 이해 부족 때문에) 정신 질환을 앓았습니다. 복약을 안정적으로 하기 위해 저는 반년 동안 증상을 세심하게 관찰하고 여러 종류의 약을 주치의와 함께 조합했습니다. 주치의도 "부인의 약 처방에 이렇게 열심인 남편은 처음 봅니다."라고 놀랐었죠. 그저 까다로운 사람이라고 생각했을지도 모르지만요(웃음). 어쨌든 1~2주 동안 아내의 상태를 관찰하고 의사와 그 상태를 공유하며 다음 처방을 조금씩 변경하는 일을 반복해서 현재 처방에 이르렀습니다. 지금으로부터 12년쯤 전의 일입니다. 또한 필요시 복용하는 약도 5종류 정도로 정했습니다. 이는 상당히 적은 편이라 생각합니다.

지금 아내는 증상이 안정된 상태이지만, 몸 상태가 변할 때에는 복용하는 약 처방에 대해 저와 상담합니다. 그렇지만 실제로는 아내 본인이 가장 잘 알고 있습니다. 12년쯤 되면 정신 질환에 대해서는 베테랑이 됩니다. '괜찮아, 그렇게 해'라는 남편의 응원을 받고 싶을 뿐입니다. 저의 '괜찮아'란 한 마디에 아내의 마음도 안정되는 것 같습니다.

약과 친해지는 것은 왜 어려울까요? 기간이 오래되면 오래될 수록 '불안'이 늘기 때문일 것입니다. 치매의 주변증상은 이 불안감이 강해질수록 심하게 나타나는 것 같습니다. 그러므로 우선 불안의 원인을 알고 없애주는 것이 중요합니다.

항불안제를 처방하면 어떨까요? 이것은 뭔가 잘못된 거라고 생각합니다. 불안은 약으로 치유되지 않습니다. 약의 부작용으로 불안감이 더 심해질 따름입니다. 환자 본인뿐만 아니라 가족도 마찬가지입니다. 앞이 보이질 않으면 불안감은 점점 심해집니다.

어쩌면 **약 때문에 불안해지는 것은 환자가 아니라 가족일지도 모르겠습니다.**

저는 '치매 예방' 활동도 하고 있는 입장이지만, 실은 '치매 예방'이란 말을 싫어합니다. 예방, 예방이라고 지나치게 의식하게 되면 그것만으로 불안감에 휩싸이게 됩니다.

치매를 '예방'시키는 것이 아니라 치매에 걸려도 괜찮은 곳을 만드는 것, 즉 한 사람이라도 더 많은 사람이 치매를 올바르게 이해하면 된다고 생각합니다.

그런 마을을 만드는 것이 제 이상이기도 합니다. 앞서 비유를 들어서인지 몰라도 예방 역시 지진과 비슷하네요. 아무리 예방을 해도 지진이 올 때는 오는 것이니까요.

약을 처방하기 위해서는 물론 올바른 진단이 필요합니다. 올바른 진단을 위해서는 무엇이 필요할까요? 의사의 문진? 개정 하세가와 치매 검사나 MMSE? 아니요, 가장 중요한 것은 평소 생활 그 자체를 아는 것입니다. 그 사람이 어떻게 살아왔고 어떤 생활을 하고 있으며 무엇이 곤란한지, 그런 정보를 바탕으로 어떤 치료를 할지 찾아내는 것이죠.

치매와 싸우기 전에 먼저 환자 그 사람을 알 것. 이런 의식을 갖고 있는지 아닌지에 따라 대응은 완전히 달라지게 됩니다.

그 열쇠를 쥐고 있는 것이 우선 가족입니다. 진찰할 때 막연히 "우리 아버지가 치매인 것 같아 큰일입니다."라는 말을 듣더라도 의사는 그것만으로 진단할 도리가 없습니다. 저는 가능하면 평소의 증상을 메모해서 병원에 가지고 가도록 지도하고 있습니다.

"있는 그대로 적어주세요. 만약 환자 본인이 무엇인가 말했다면 말한 그대로 적는 것이 좋습니다. 사투리를 표준어로 바꿀 필요도 없습니다."

커다란 사각형 메모지가 있는데, 흔히 포스트잇이라고 부르죠. 가족들은 항상 그런 메모지를 들고 다니다가 환자가 무엇인가를 말하거나 평소와 다른 행동을 했을 때, 일단 그걸 메모해 냉장고나 찬장에 잘 붙여둡니다. 의사를 만날 때 그 메모들을 건네면서 증상을 설명하는 것만으로도 진단이나 약 처방이 잘못될 확률이 크게 감소하리라 생각하는데, 선생님 생각은 어떤지요?

나가오 선생님은 '치매에는 의사의 재량 폭을 조금 더'라고 쓰셨는데, 그게 가능한 의사는 정말 극소수입니다. 매뉴얼이 없는 만큼 우왕좌왕하면서 '일단 알츠하이머병'이라고 진단하는 의사가 더 늘어날 가능성도 있습니다. 그것을 방지하는 것은 우선 가족의 설명 능력, 의사의 경청 능력[38]에 달려 있다고 생각합니다.

9

치매와
우울증

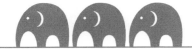

　　곤도 과장님, 솔직하고 신랄한 답장 즐겁게 읽었습니다.

　　치매와 맞서기 전에 환자의 행동, 말, 배경을 알아야 한다는 것은 마치 손자 양육과 비슷하군요. 확실히 치매 돌봄에서 '싸우다'라는 개념은 방해가 됩니다. 현재 일본인의 상당수가 암이나 치매로 사망하고 있습니다. 고령화 국가에서 나타나는 현상이죠. 영양 상태나 위생 상태가 열악한 국가에서는 일단 이런 사태가 일어나지 않습니다. 북한에 살고 있다면 치매로 사망하는 게 꿈 중의 꿈일 것입니다. 뭐라고 하든 이는 영양이나 위생이 잘 갖춰져 있는 나라에서 살고 있다는 증거입니다. 곤도 과장님과 저 역시 암이나 치매로 죽을 가능성이 높습니다. 의사로서 말씀드리자면 암이라면 (물론 나이에 따라 다르겠지만) 어느 시기까지는 맞서 싸우길 바랍니다. 어느 시기란 **의료로써 생을 연장 또는 단축시키는 분수령이 올 때**까지입니다. 그런데 치매는 어떨까요? 적어도 가족에게는 '싸우다'라는 마음을 갖게 하고 싶지 않습니다.

　　가족 여러분, 치매와 싸우지 마세요.

싸우지 않으면 길이 열린다고 생각합니다.

지난번에는 잘못된 약 처방에 대해 적었고, 곤도 과장님이 '불안' 증상을 언급하셨으니 이번에는 그 연장선상에서 '오진'에 대해 조금 적어보려 합니다.

알츠하이머병에서는 기본적으로 우울 경향[39]이 생깁니다. 그 때문에 처음에 정신과로 내원해서 '우울증' 진단을 받은 뒤, 올바른 치료를 받기까지 돌고 돌아서 오랜 시간이 걸리는 케이스도 적지 않습니다.

먼저 가족들이 알았으면 하는 것은 '우울증'과 '우울감'이 다르다는 사실입니다. '진짜 우울증'인지 아닌지는 문진으로 구분할 수 있습니다.

'우울감'이란 충격적인 일을 계기로 식욕도 없어지고 아무것도 하기 싫어지는 상태입니다. 본인의 이야기를 잘 들어보면 비교적 확실한 원인이나 계기가 있습니다. 이는 누구에게나 일어날 수 있는 일입니다. 충격적인 일, 슬픈 일이 없는 인생이란 게 이 세상에 존재할까요? 어떤 의미에서는 당연한 심경이라 할 수 있습니다.

다른 한편으로, 패기가 없고 이전에 좋아했던 것에 흥미가 없어졌다거나 아침 일찍 눈이 떠지고 오전 중에는 상태가 좋지 않다면 아마도 '진짜 우울증'일 것입니다. 그에 맞는 우울증약을 투여하고 어느 정도 시간이 경과하면 모든 증상이 호전될 것입니다.

---

39 우울 경향: 우울한 것처럼 되는 것. 치매 종류에 따라서 표정이 어두워지거나 말이 적어지는 등 우울증처럼 보이는 것이 있다.

하지만 기운이 없는 '치매의 우울감'을 '진짜 우울증'으로 진단해 우울증약을 투여한 결과 오히려 상태가 악화되기도 합니다. **우울증약이 치매의 우울감에는 반대로 작용한 경우입니다.** 여기서 말하는 우울증약이란, 삼환계 또는 사환계라 불리는 것과 최근 SSRI, SNRI, NaSSA라 불리는 것입니다.[40] 최근 우울증약 처방은 SSRI가 일반적입니다. 기운이 없는 고령자를 진료할 때 '진짜 우울증'인지 '치매의 우울감'인지 감별하는 것이 중요합니다.

저는 노동 위생 컨설턴트 및 산업의(한국은 산업의학이 작업환경의학으로 개명됨-옮긴이)로서 여러 지역의 기업 현장에서 노동자 정신 건강 관리에 종사하고 있습니다. 즉 '진짜 우울증'과 그 예비군을 조기 발견하는 것이 임무입니다. 그중에서도 '신형 우울증'이라고 불리는, 회사에 오면 기운이 없고 퇴근 타임카드를 찍으면 기운이 되살아나는 그런 만만찮은 사람과의 면담도 하고 있습니다. 또한 G-P 네트라는 일반의와 정신과 의사 간의 연계 사업[41]에도 참가하고 있습니다. 이런 연계하에서 경도의 우울증은 일반의가 보는 시대입니다. 젊거나 중년층 환자를 주로 보고 고령자의 우울증은 많이 보지 않습니다. 그렇기 때문에 우울감이 의심되는 고령

---

40 SSRI, SNRI, NaSSA: 현재 우울증 치료에 주로 사용되는 약물. 기분이 상쾌하지 않거나 비관적이 되거나 의욕이 없거나 집중이 안 되거나 잠이 안 오는 등의 증상을 주요 타깃으로 작용한다. 부작용으로 구역, 식욕부진, 입마름, 변비, 설사 등의 소화기 증상 외 불안이나 초조함이 심해지거나 주간에도 잠이 오는 등의 신경 증상도 보고되고 있다.

41 G-P 네트: 일반의와 정신과 의사가 연계해 적절한 의료를 제공하기 위한 네트워크. 간사이 지역이 중심.

환자가 오면 우선 치매나 갑상선기능저하증을 의심해서 이런 검사를 먼저 합니다. 실제로는 이렇게 해서 치매로 판명되는 경우가 대부분입니다. 물론 우울증과 치매가 함께 발병하는 사람도 있습니다. 어느 쪽이 주체인지에 따라 약 처방이 상당히 달라집니다.

한편 불안을 주로 호소하는 경우에는 우선 항불안제(소위 말하는 안정제)를 처방합니다. 단지 이것만으로 극적인 회복을 보이는 사람도 있습니다.

최근에도 이런 루이체 치매 환자를 봤습니다. 얼핏 보기에는 우울증 같지만 잘 들어보면 불안이 주체인 루이체 치매였습니다. 본디 착하고 성실한 사람에게 많은 듯합니다. 근거가 있는 건 아니지만 저는 치매 발병과 기질이 밀접한 관계가 있다고 생각합니다. 루이체 치매는 일본인에게 많은 질환으로 유럽이나 미주에서는 드물다고 합니다. 아마 저도 루이체 치매에는 걸리지 않을 듯합니다. 아무튼 기운이 없는 고령자를 볼 때 우울증으로 오진하지 않도록 항상 주의할 생각입니다.

가족 여러분, 치매와 싸우지 마세요.

좋은 말씀입니다. 나가오 선생님의 의견에 크게 찬성합니다. 저와 이름이 같은 의사 곤도 마코토 선생이 쓴 『환자여, 암과 싸우지 마라』[42]란 책이 나온 지도 벌써 20여 년이 지났습니다. 그동안 암 치료뿐만 아니라 의료 세계의 지도도 상당히 달라졌다고 생각합니다. 실은 치매 치료라고 하는 큰 문제가 생긴 것도 고작 이 기간의 일입니다.

인간은 어떤 상대가 두렵기 때문에 싸우려고 합니다. 이 기간 동안 인간이 두려워하는 것 중 하나로 '치매'가 추가되었습니다. 그렇게 된 데에는 '치매란 자신을 잃어가는 무서운 병'이라는 이미지를 심은 미디어의 책임도 크다고 생각합니다. 무섭다고 생각하니까 싸우는 것입니다. 그렇다면 우리가 할 수 있는 일은 '무섭지 않아요, 그러니 싸울 이유가 없어요' 하는 것으로 계속 다가가는

---

42 1996년 발간된 책으로, 당시 게이오대학병원 방사선과 강사였던 곤도 마코토가 쓴 베스트셀러이다. '항암제 치료가 의미 있는 암은 전체의 10퍼센트', '암 검진은 백해무익' 등 독자적인 이론을 전개해 찬반양론을 불러일으켰다.

것이 아닐까요?

우울증까지는 아니더라도 의욕 저하는 치매의 종류에 관계없이 나타날 수 있는 증상입니다. 그러나 아무리 가까운 사람도 어지간히 주의를 기울이지 않으면 눈치채기 어려울 것이라고 생각합니다. 왜냐하면 환자 본인의 의욕 저하로 주위가 곤란해지는 경우는 거의 없으니까요. 하지만 어딘가 사람이 변한 것처럼 기운이 없다거나 활동성이 줄어들었다면 틀림없이 치매가 나타나기 시작했다는 신호입니다. 가족의 이야기를 잘 들어보면 "그러고 보니 노인정에 다니는 것을 그만뒀어요."라든가 "쇼핑이나 개와 산책하기를 귀찮아하게 되었어요." 등의 이야기가 나옵니다. 이것을 놓치면 안 됩니다.

정확히 1990년대 초까지, 즉 대가족이 함께 살던 시절에는 조금 의욕이 떨어지더라도 여러 명의 손주들이나 아직 시집 안 간 딸들과 함께 움직일 기회가 있으므로 활동성은 그다지 줄어들지 않았습니다. 부엌일이나 다른 가사일도 있었죠. 하지만 현재는 고령의 부부끼리만 사는 세대나 아파트에서 독거로 사는 경우가 많습니다.

독거노인 600만 명이란 숫자와 치매 증가는 떼려야 뗄 수 없는 현상이라 생각합니다.[43] 말할 상대가 없다, 북적거리는 커뮤니케이션이 없다… 현재의 생활환경이 치매의 큰 원인이라고 제가 생각

---

43 일본에서는 현재 약 600만 명의 노인이 혼자 살고 있다. 그중 절반 정도가 연금 수입 연간 120만 엔(우리 돈 약 1,200만 원-옮긴이) 이하로 생활하고 있다고 한다.

하게 된 근거 중 하나입니다. 움직이지 않으면 근력이 저하되고 쉽게 피로해져 점점 외출하는 것이 귀찮아집니다. 사회적 자극을 받지 않으면 뇌를 사용할 기회가 줄어들어 인지 기능 저하가 가속화됩니다.

이를 '폐용(廢用)증후군'[44]이라고 합니다.

이때 단순히 외출하는 횟수를 늘리려고 하는 것은 별로 의미가 없습니다. 의욕을 되살려서 활동성을 올려야 합니다.

앞서 언급한 '수녀 연구'(21쪽 참조)에서 주목할 점은 집단생활 속에서 이런 활동성이 보장된다는 것입니다. 또한 항상 말, 글과 함께한다는 점도 중요합니다. 매일 성경을 읽고 일기를 적었으니까요.

간병보험에서의 시설 형태가 개인실-유닛형[45]으로 방향 전환이 되었는데, 개인실과 유닛을 분리해서 생각하면 안 됩니다. 어떻게 활동성을 유지하면서 생활할 것인가가 생활환경의 핵심입니다. 바꿔 말해, 본인이 지닌 신체 능력을 다 쓸 수 있는지가 간병의 본질이 되어야만 합니다. 간병이란 단순한 뒷바라지가 아닙니다.

'늙는다'는 것은 '체념하는 것'이라고 생각합니다.

즉 의욕 저하입니다. 여기서 주의해야 할 것은 '사람은 누구나

---

44 폐용증후군: 과도하게 안정을 취하거나 신체를 움직이지 않음으로써 심신에 여러 기능 저하를 일으키는 것. 고령자의 경우 미처 깨닫지 못한 채 진행되어 일어나지 못하거나 걷지 못하게 되는 경우도 있다.

45 개인실-유닛형: 간병보험 시설로 10개 정도의 개인실과 공동 식당, 거실 등으로 구성된 '유닛형'이 도입됐다. 앞으로 더 세심하게 각자의 상태에 맞춘 간병이 가능하도록 하고, 시설을 '간병의 장'에서 '생활의 장'으로 이행시키는 것이 목표이다.

반드시 늙는다'는 사실입니다. '늙는다'는 것은 '할 수 없는 일'이 늘어나는 것입니다. 의욕 저하를 막기 위해 가족이 "아버지, 힘내세요!"라고 하는 것으로 충분할까요? 사실 그것만으로는 안 됩니다. '할 수 없는 일'에는 '힘내지 않는다'가 되어야 합니다.

어떤 부분은 간병하는 사람이 포기하는 것도 필요하지만 중요한 것은 '체념하지 않도록 하는 것'입니다. '할 수 있는 일, 할 수 없는 일', '할 수 있을 것 같은 일, 할 수 없을 것 같은 일'을 구별해야 합니다. '할 수 없게 된 일'을 시킬 필요는 없습니다. 아무렇지도 않은 듯 지원하는 것이 필요합니다. 반대로 '할 수 있는 일'에 대한 지원은 필요 없습니다. '꿈의 호수마을'[46]의 후지와라 시게루 씨는 이를 두고 '덧셈, 뺄셈 계산'이라고 말했는데, 정말 그 말 그대로입니다.

'체념한다'는 것은 불안을 키우는 것입니다.

불안하게 하지 않는 것, 즐거움을 유지하는 것이 간병입니다. '할 수 있는 일'을 격려해 나가는 것입니다.

저는 이것을 YHK라고 늘 이야기합니다. 예를 들어 나가오 선생님이 뇌경색 후 우반신이 마비되었다고 해보죠.

–"이제 내 인생은 끝이다. 오른손잡이인 내가 오른손을 못쓰게 됐다."라고 생각할지

–"아직 내 인생은 괜찮다. 왼손이 움직이니까."라고 생각할지

---

46 꿈의 호수마을: 다양하고 풍부한 프로그램 중 각자가 하고 싶은 것을 선택하게 하는 등 독특한 방법으로 능력 회복을 지향하는, 재활 중심의 주간보호 서비스 시스템으로 주목받고 있다. 야마구치 현을 본거지로 일본 전역에 여러 곳이 있다.

하는 것입니다.

Y란 '잘됐다, 왼쪽은 움직여서'라고 남은 기능이 있다는 것을 함께 기뻐하는 일본어 단어(Yorokobu)의 머리글자입니다. 그런데도 본인은 '이제 끝이다'라며 포기하려는 마음이 생기지요. 여기서 H가 나옵니다. '이 정도 움직이면 충분해요. 대단해요!' 즉 '칭찬하다(Homeru)'의 머리글자인 H입니다. 그리고 아주 조금이라도 무엇인가를 해냈다면 K, 즉 '저를 위해서 해주시다니 고마워요'라고 '감사(Kansha)'하는 것입니다. '고마워요'는 간병받는 사람이 돌봐주는 사람에게 전하는 말이 아닙니다. 저는 간병하는 사람이 환자에게 '고마워요'라고 말할 수 있는 장면을 만드는 것이 진정한 간병이라 생각합니다.

치매 초기에 발생하는 '의욕 저하'는 주위 사람들에게는 문제를 일으키지 않으므로 눈치채기가 쉽지 않습니다. 얌전하게 집에 있어주기 때문에 도리어 평화를 느끼기도 합니다. 하지만 실제로는 이 시점에서의 대응이 가장 중요한 포인트입니다. 활동성을 늘려가야 하는 것입니다. 가족들이 애써 주간보호소에 보냈는데 "할아버지께서 얌전하고 좋은 분이시네요." 하는 말을 듣는 데서 끝나서는 안 됩니다. 환자 본인이 흥미를 가질 만한 일을 적극적으로 권유해봐야 합니다. 여기까지 적다 보니 떠오르는 것이 있습니다.

제 아버지의 그리 오래되지 않은 이야기입니다. 아버지가 신체 능력을 다 쓴 후 누워 지내기 시작하고부터 돌아가시기까지는 겨우 며칠이었습니다. 아버지는 요 위에 눕혀진 채 불안한 얼굴을 하고 천장 여기저기를 둘러봤습니다. 거기에는 아버지의 표창장을 비롯해 많은 상장이 장식되어 있었습니다. 그런 아버지의 모습을 보고 저는 이런 생각이 떠올랐습니다.

'그렇다! 치매에 걸려도 옛날 일은 기억하지. 특히 자신이 빛났던 시절의 일은 말이지. 그러고 보니 아버지가 초등학교 때는 가난해서 교정에서 야채를 키웠었다고 들었는데, 아버지는 야채 키우기를 잘해서 표창장을 여러 개 받았고 그걸 자주 자랑하셨지. 바로 이거야!' 저는 아버지에게 "아버지, 이 중에 아버지 표창장도 있어요?" 하고 물었습니다. 그러자 "응, 있을 거야."라고 말하는 것이 아닙니까. 저는 기뻐서 몇 번이나 들었던 아버지의 자랑 이야기를 아버지에게 들려주었습니다. 마치 제가 그 옛날의 아버지가 된 것 같은 기분으로 말이죠. 그러자 아버지는 얼굴이 점점 굳어지더니 획 하고 옆으로 돌아누워 자버렸습니다.

제멋대로의 착각이었습니다. 저는 곧 괜한 일을 했다는 것을 깨달았습니다. 돌보는 사람이 니즈(needs)를 가지고 있는 게 아닙니다. 니즈는 환자 본인이 가지는 것입니다. 그렇다면 그때 무엇이 정답이었을까요? 저는 곁에서 '기다리는 것'만으로 좋았을 것입니다. 그런데 간병하는 사람의 자기만족으로 마구 일을 해서 결국 아버지의 마음을 닫게 만들었습니다. 그 후 돌아가시기까지 저는 아버지와 대화다운 대화를 하지 못했습니다. 다만 옆에 있다 눈이 마주치면 빙긋 미소를 짓고 고개를 끄덕였습니다. 그러면 아버지는 안심한 듯한 얼굴로 눈을 감았습니다. 저는 그것으로 됐다고 생각했습니다.

　　치매 환자는 상대에게 맞추는 것을 어려워할뿐더러 그 자체가 큰 스트레스가 됩니다. 그저 '기다리는 것', '받아주는 것'이 치매 돌봄의 시작이라 생각합니다. 이야기가 조금 샜습니다만 이처럼 의욕 저하와 우울증은 떼어놓을 수 없습니다.

치매의 진행은 멈출 수 있다

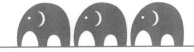

기뻐하다, 칭찬하다, 감사하다. 그래서 YHK라니! 곤도 과장님의 언어 감각은 대단합니다. 생각해보면 이 YHK가 재택 진료에서 의료인이 취해야 할 행동의 기본이겠군요.

그런데 재택 진료 의사가 환자의 임종을 지킨 후 남겨진 가족에게 말을 걸 때의 YHK도 있습니다.

'이야(Yo)~ 정말로(Honmani) 끝까지 간병(Kaigo)을 잘했군요.'

"고생하셨습니다." 하고 장례를 치른 가족에게 말을 건넵니다. 때로는 포옹을 하는 경우도 있죠. 고령의 치매 환자 경우는 특히나 더 그러한데 할 수 있는 일들을 하고 평온한 죽음을 맞게 된 가족에게 그다지 비장함은 없습니다. 어떤 의미로는 끝까지 해낸 것에 대한 만족감에 싸여 울고 웃는 것이라 할 수 있습니다. 임종 후에는 그런 따뜻한 분위기에 싸여 있습니다. 그런 분위기를 접할 때마다 저는 만족스러운 간병이란 환자 본인을 위해서라기보다 실은 가족을 위한 것이 아닐까 하는 생각이 듭니다.

앞서 '고노 기법'에 대해 적었었는데 그 후 제 나름대로 공부를 조금 했습니다. 여기서 한 번 더 정리를 해보겠습니다.

다음은 고노 선생이 실천하고 있는 치매 의료를 제 나름대로 요약한 것입니다.

1) 치매에 관한 처방은 의사의 재량이 중요하고, 부작용을 피하기 위해 그날 상태에 따라 가족이 미세 조절하는 것도 괜찮다.

2) 치매는 영상 진단만으로 하는 것이 아니라 증상을 통한 진단이 중요하다.

3) 양증, 음증과 같은 한방적인 관점으로 생각하는 것도 때로는 필요하고, 그에 따라 약을 투여한다.

4) 환자와 간병 가족 중 어느 한쪽만 구원할 수 있다면 가족을 우선적으로 구제한다.

5) 안전하고 적중률 높은 처방이라면 아까워하지 말고 홈페이지나 책 등을 통해 공개한다.

지금부터는 개인적인 제 솔직한 감상입니다. '세상에 나 말고도 치매 치료를 이런 식으로 생각하는 의사가 있었다니! 내가 틀린 것이 아니었구나.' 마치 오랫동안 행방불명됐던 죽마고우를 발견한 것처럼 묘한 기쁨이 찾아왔습니다. 지금까지 제가 해온 치료 방법에 대해 고노 선생으로부터 확실한 보증을 받은 느낌이었습니다. 얼마 전에도 제가 있는 아마가사키의 간병인 연구회에서 이런 생각을 설명했습니다. 생각해보면 당연한 것인데, 지금까지 치매 의료계에서 무시당했던 것들이 상당히 포함되어 있습니다. 고노 선생은 '때로는 영상 진단을 무시해도 된다'고까지 말합니다. 뇌의 위축이 중증이더라도 그다지 증상이 나타나지 않는 사람이 있는가 하면 뇌의 위축이 경증이어도 여러 증상으로 힘들어하는 사람도 있으니까요.

요컨대 **어떤 유형의 치매인지 찾아내는 것보다 증상을 확실히 살피는 것이 중요하다**는 것입니다. **중심증상과 주변증상을 의료의 힘으로 개선시킬 수 있는 부분은 개선시키려는** 신념으로 지금까지 노력해온 것이라 생각합니다. '치매를 낫게 하고 싶다'가 아니라 '어떤 증상을 낫게 하면 좋을까'에 귀를 기울여 건강식품까지 포함해 기존의 약들 중에서 증상에 맞는 것을 여러 가지 사용합니다. 기본적으로 병용 요법이죠. 이 모든 것은 환자의 미소를 위한 처방이지 의사의 자기만족을 위한 처방이 아닙니다. 때로는 기존의 근거와 상관없이 감각적으로 치료를 하는 것 같습니다. 그렇기 때문에 아무리 기법화했다고 해도 아무 의사나 흉내 낼 수는 없습니다. 전설의 라면집이 비밀리에 전해 내려오는 육수 레시피를 공개해도 똑같은 맛의 국물을 만들어낼 수 없는 것과 마찬가지라고 생각합니다. 물론 직업에 대한 열정도 관계가 있겠죠.

또한 고노 선생은 픽병, 전측두엽 치매, 혈관성 치매, 그 외 다른 절반을 차지하는 치매에 대한 치료에 빛을 비춘 공헌도 큽니다. 치매를 보는 의사가 '픽병을 호전시킬 수 있으면 제구실을 하는 것'이라고 할 수 있는 시대에 접어들었습니다. 저도 고노 기법을 실천하고 있습니다. 또한 루이체 치매나 혈관성 치매에 대해서도 지금까지의 치료를 재검토할 수 있는 좋은 기회를 얻었습니다.

무엇보다도 눈앞의 환자가 살아 있는 교과서입니다. 고노 기법의 근거에 대한 연구는 이제 막 시작됐을 뿐입니다. 혹시 근거를 찾는다 해도 그것 또한 변화해갈 것입니다. 치매는 지금까지의 인식보다 훨씬 '동적(動的)'입니다. 지금까지 이야기한 것처럼 **진단명은 질환의 상태와 함께 달라지는 것이 당연합니다.** 그때그때 증상에 맞춘 처방이야말로 고노 기법이라고 할 수 있습니다. 또한 이런 진단과 치료 연구를 아까워하지 않고 **일반 시민에게 공개한다**는 점도 감동적입니다. 결국 고노 기법이란 의료인만의 것이 아니라 환자와 시민 모두의 것이며 돈벌이를 고려하지 않는다는 것으로 이어지니까요.

고노 선생은 '환자에게 배워서 여기까지 왔다'라든가 '하나라도 예외를 발견하면 그것을 통해 생각을 바꾼다'라고 아무렇지 않게 말합니다. 이것은 임상의로서의 성실함을 말해주는 것입니다. 저도 이른바 베테랑 의사라고 불릴 만한 경력이 되었지만, 진료는 늘상 '왜 그렇지?'의 연속입니다. 그러나 자부심만 높아져서 그런 의문을 품을 만한 에너지를 잃었다면 이미 의사라 할 수 없을 것입니다. 노병은 그저 사라져갈 뿐입니다.

여기서 한 번 더 아리셉트를 예로 들어보겠습니다.

아리셉트 3mg을 5mg으로 증량할지 말지에 대한 사례입니다. 물론 고노 선생은 가족의 호소를 우선시하라고 말할 것입니다. 정부가 정한 매뉴얼 등은 무시하죠. 또한 루이체 치매에서 아리셉트는 1mg부터 사용하라고 합니다. 루이체 치매의 약제 과민성[47]에 대해서도 고노 선생은 매우 강조하고 있습니다. 시판되는 감기약이 너무 강해서 하루 종일 누워 있었던 적이 있는지까지 상세하게 문진합니다. 의학회가 제시하는 EBM(Evidence-based Medicine)에 근거한 의료와 경험지식으로부터 얻어진 NBM(Narrative-based Medicine) 의료 중 어느 것을 선택할지는 주치의가 아니라 환자와 가족이 결정할 문제입니다.[48]

　고노 선생의 최근 저서를 보면 책표지 띠에 '치매의 70%는 낫는다'라고 쓰여 있습니다. 어쩐지 거짓말 같다고 생각하는 사람도 있겠지요. 저는 이것을 '치매 때문에 생기는 곤란한 증상 중 70%는 의료의 힘으로 어떻게 해볼 수 있다'란 의미로 해석하고 있습니다. 결국 단기적으로는 '어떻게든 됩니다' 하는 것이 고노 기법이 아닐까요. 장기적으로는 기존의 4가지 약과 건강식품 등을 조합해 대응해 나갑니다. 저는 지금까지 치매약에는 그다지 기대를 하지 않았습니다. 하지만 고노 선생의 책을 읽고 의사의 존재 의의를 다시 생각해봤습니다. 장기적으로 '치매를 낫게 할 수 있는가?'라고

---

47 약제 과민성: 루이체 치매 환자는 약물에 대해 과민성이 높은 경향을 보인다. 부작용이 나타나기 쉽고, 통상의 약 용량에서 너무 강한 효과가 나타나거나 증상이 악화되는 경우도 있다.

48 EBM(Evidence-based Medicine, 근거중심의학): 과학적 근거(evidence)를 바탕으로 환자에게 최신, 최선의 의학 소견을 제공하는 것.
NBM(Narrative-based Medicine, 서사와 대화에 의한 의학): 환자와의 대화를 통해 질환에 걸린 이유와 경위, 질환에 대한 생각 등의 '서사'를 이해하고, 환자가 안고 있는 문제에 전인적으로 접근해가는 임상 기법.

묻는다면 아무리 고노 선생이라도 대부분의 경우는 힘들다고 할 것입니다. 특히 알츠하이머병의 경우는 고노 기법을 활용하든 그렇지 않든 그다지 달라질 것이 없을지도 모릅니다.

하지만 개인차는 있더라도 상당 기간 힘들었던 증상이 어떻게든 될 수도 있을 것 같습니다. 그런 의료 개입의 성과를 뭐라고 표현하면 좋을까요? 저는 '**치매는 멈출 수 있다**'가 아닌가 생각합니다. '낫는다'라고 잘라 말할 수는 없어요. '낫게 하지는 못해도 멈출 수 있으면 된다'는 것이 저의 현재 생각입니다. 치매의 진행을 멈추고 웃을 수 있다면 외출도 가능합니다. 여행도 할 수 있고 맛있는 것도 먹을 수 있습니다. 인생을 충분히 즐길 수 있는 것이죠.

무기력하게 견디거나 **오히려 유해한 경우가 너무 많았던 것이 지금까지의 치매 의료**였습니다. 고노 선생의 향후 활약 여하에 따라 이런 의료의 방향이 크게 달라질 것이므로 기대가 큽니다.

물론 저 자신도 아직은 노병이 되지 않도록 계속 노력할 생각입니다.

돌봄 공무원의 편지

고노 선생을 만났을 때의 충격이 행간에서 절절히 전해져 옵니다. 그런데 우리는 왜 의사와 의료를 신뢰하는 것일까요? 환자와 가족들에게 치매 경험자의 말보다 의사 말이 더 무게 있게 들리는 것은 무엇 때문일까요? 아마도 전문적이고 항상 냉정한 판단(저는 그렇게 생각합니다)을 하기 때문일 것입니다.

저는 평소에 매우 냉정하고 침착한 사람으로 자신하고 있었는데 아버지의 마지막 순간만큼은 냉정하게 있을 수 없었습니다. 마지막 3일 동안 아버지의 여동생인, 간호사 경력 60년의 고모가 없었다면 집에서 임종을 하기란 불가능했을 것입니다. 암 말기였던 아버지가 누운 채 일어서지 못하는 상태가 된 것은 겨우 10일간이었습니다. 그전까지는 옆에서 부축해주면 화장실도 갈 수 있었습니다. 정말로 당신이 지닌 모든 힘을 쏟아낸 후 정신적, 육체적인 최후를 맞았다고 생각합니다. 치매였지만 아버지의 의식은 또렷했습니다.

아버지의 의복은 항상 면 100%의 소재를 선택했습니다. 화학

물질이 들어 있는 옷은 피부가 가려워지니까요. 일어서기는커녕 휠체어를 탈 수도 없었던 아버지는 하는 수 없이 기저귀를 차야 했는데, 의식이 또렷한 만큼 기저귀에 배뇨하는 걸 힘들어했습니다. 게다가 기저귀의 이질적인 느낌이 계속 남아 있었던 것 같습니다. 기저귀를 벗기면 그 순간 소변을 봤습니다.

복숭아꽃이 피기 시작하는 음력 3월이었습니다. 어머니는 아버지가 조금이라도 기분이 좋아질 수 있도록 요와 담요를 깔았습니다. 밤에 잘 때는 소변량이 많기 때문에 요까지 다 젖곤 했습니다. 하지만 어머니는 단념하지 않았습니다. 바로 새로운 요를 준비했습니다. 하지만 그 일이 3일째 지속되자 어머니도 괴로워졌습니다. 제가 사는 집은 부모님 댁과 같은 단지에 있습니다.

"아버지가 또 자다가 기저귀를 벗고 소변을 봤어. 마코토, 빨리 와줘." 어머니의 SOS에 한밤중에 뛰어갔습니다. 요와 이불, 파자마도 모두 갈아입히고 나서 폭풍 후의 정적을 느꼈습니다. 어머니는 아버지와 늘 함께였기 때문에 피로가 절정에 달해 있었을 것입니다.

어머니는 결심한 듯 저에게 이렇게 말했습니다.

"마코토, 엄마는 밤에만이라도 아버지 손을 묶어야겠다고 생각해."

어머니의 그런 슬픈 눈을 그때까지 본 적이 없었습니다. 베개 맡에 어머니의 기모노 허리띠가 2개 준비되어 있었습니다. '노인 학대'란 말이 제 뇌리를 스쳤습니다.

저는 반대했습니다.

"손을 묶다니요. 아버지가 불쌍하지도 않으세요?"

제 말이 끝나기도 전에 어머니가 소리쳤습니다.

"엄마는, 엄마라고 좋아서 그러겠니? 엄마도 힘들다고!"

어머니의 기세에 주춤해져서 저는 "알았어요. 조금 기다려보세요. 아버지께 여쭤볼 게요."라고 말할 수 밖에 없었습니다. 당연히 아버지는 싫어했습니다. 치매가 있다고 해서 아무것도 모르지는 않습니다. "아버지, 옆으로 누워보세요." 누워 있는 아버지의 얼굴이 방구석 쪽을 향하게 했습니다. 아버지는 산더미같이 쌓인 젖은 요와 담요를 보았을 것입니다.

"아버지 아시겠죠? 모르시려나… 몰라도 상관없지만… 아버지가 주무시다가 기저귀를 벗고 소변을 보세요. 그래서 저렇게 모두 빨랫감이 됩니다."

잠시 그 산더미를 바라보던 아버지가 힘겹게 입을 열었습니다.

"그렇구나. 애비가 이런 짓까지 하는 사람이 되고 말았구나. 그렇다면 내 손을 묶어라."

"알겠습니다."

아버지가 마지막으로 보여준 아버지다운 모습이라고 생각합니다. 저는 어머니와 둘이서 눈물을 흘리며 낡은 허리띠로 아버지의 손을 묶었습니다.

그런데 저는 중요한 것을 잊고 있었습니다. 아버지는 기억을 잘 못하는 병인 '치매'였다는 것을 말이죠. 아버지의 손을 묶고 나서 어머니와 둘이 옆방에서 잤는데 잠이 올 리 없었습니다. 하지만 거짓으로 자는 척이라도 해야 했습니다. 가족이 안심하고 잘 수 있도록 아버지가 당신 손을 묶어도 좋다고 허락했으니까요.

짧았던 아버지 간병 생활 중 가장 길고 괴로웠던 밤이었습니다. 아버지의 손을 묶었다는 사실이 제 마음과 신체를 속박해버렸습니다. 어머니도 필시 저와 같은 기분이었겠죠.

새벽이 되어 벌떡 일어나 아버지 방 장지문을 열었습니다. 역시 기저귀는 벗겨져 있었습니다. 단단히 묶으면 너무 불쌍할 것 같아 느슨하게 묶은 허리띠는 야윈 아버지의 손에서 완전히 풀어져 있었습니다. 그 순간 어머니의 생각이 바뀌었습니다.

"소변을 그렇게 보고 싶으면 원하는 대로 하세요. 그 대신 방수 시트를 깔아둘 게요."

그러고는 평소처럼 시청으로 출근하려던 저를 불러세우더니 1만 엔 지폐를 내주며 말했습니다.

"마코토, 이 돈으로 면 100% 파자마를 살 수 있는 만큼 사오도록 하거라."

그렇게 해서 아버지는 편하게 소변을 볼 수 있게 되었습니다. 아버지가 돌아가신 후 미처 입지 못한 파자마 3벌이 남았습니다.

저는 고노 선생을 뵌 적은 없습니다. 하지만 고노 기법은 읽어 봤습니다. 솔직히 눈이 확 트였습니다. 나가오 선생님이 요약한 5가지 내용도 제가 공감했던 것과 일치합니다. 굉장한 분이 나타났다고 생각했죠.

하지만 제가 경험한 아버지와의 일을 돌이켜볼때, 가족의 재량이란 어렵게만 느껴집니다. 매우 필요한 것이지만 의사와 가족의 이해와 신뢰 관계, 그리고 가족이 항상 냉정을 유지할 수 있어야 되는 것이라고 생각합니다.

고노 선생은 그런 가족에게도 다가갈까요? 단기적으로는 멈출 수 있다 하더라도 그 후 임종을 향해 가는 환자와 가족에게 고노 선생은 무엇을 해줄 수 있을까요? 그때는 다시 다른 의사를 찾아야 할지도 모르겠습니다. 현실적으로는 고노 기법이 퍼질수록 치매를 진료하는 의사에게 시간적인 여력이 줄어들 것처럼 느껴집니다. 또한 고노 기법이 확산되면서 사람들은 주치의에게 "왜 고노 선생 책대로 해주지 않나요?"라고 말하고, 현장은 더 혼란스러워질지도 모른다는 생각도 듭니다. 치료와 복약으로 상태가 진정되었더라도 그 이상을 바라는 것이 환자이고 가족입니다. 나가오 선생님도 썼듯이 감성적 접근이 기법화되어 의사의 바이블이 되면 오히려 다른 접근이 어려워질 것 같은 생각도 듭니다. 제약회사의 설명이 고노 기법으로 바뀌어버리는 정도가 될 가능성은 없을까요? 다양한 케이스를 자세히 고려하고 있으니 그럴 일은 없을 것이라 말할지 모르겠지만, 역시 위화감이 느껴집니다.

저는 고노 기법에 관해서도 성공 예를 모으는 것보다 **실패 예를 병기하는 것이 필요하다**고 생각합니다. 당연히 한 권의 책으로 다 엮을 수는 없겠지만 말이죠. 또한 약의 효능만이 아니라 부작용을 확실히 설명한 것이 있었으면 좋겠습니다. 약의 병용까지 확실히 다룬 것으로 말이죠. 예를 들어 건강식품일지라도 고령자가 여러 가지 약물을 함께 복용하는 문제에 대해서는 위기감마저 느낍니다.

처방에 관해서는 축적된 경험을 공유하는 게 중요하다고 생각합니다. 개인의 경험뿐만 아니라 다양한 사람의 의견들을 취합해 더 많은 개별 의료에 적용할 수 있도록 하는 것이 필요합니다.

오렌지 플랜[49]에서는 치매 약물 치료에 관한 가이드라인으로 'BPSD(치매 주변증상)에 대응하는 향정신성 약물 사용 가이드라인'을 발표했습니다.

고노 기법도 좋지만 어떤 한 사람만의 큰 목소리가 아니라 의사, 간병인 등 한 명이라도 더 많은 이들이 경험을 축적해 더 좋은 약물요법을 검토하고 공유하는 시스템이 빨리 구축되었으면 좋겠습니다. 시간이 없습니다. 초고령사회는 이미 눈앞에 와 있습니다.

49 이 책 52쪽 참조-편집자

BPSD(치매 주변증상)에 대한 약물요법 진행 방법
Behavioural and Psychological Symptoms of Dementia

- BPSD는 치매 환자에게서 볼 수 있는 언동과 행동 모든 것을 포함한다.
- BPSD의 발현에는 신체적 그리고/또는 환경요인이 관여할 수 있으므로 대응의 첫 번째 선택은 비약물적인 개입을 원칙으로 한다.
- BPSD의 치료에서 항정신병약의 사용은 적응 외 사용이다. 기본적으로는 사용하지 않는 자세가 필요하다.
- 항정신성 약물, 특히 항정신병약을 처방할 때는 충분한 설명을 하고 본인 그리고/또는 대리인의 동의를 얻도록 한다.

BPSD

다음의 조건을 충족함으로써 약물요법을 검토하는 경우에는 필요에 따라 치매 질환 의료센터 같은 전문적인 의료 기관과 연계하도록 한다.

검토 대상이 되는 BPSD에 대해서는 아래 사항을 사전에 확인하고, 개시 후에는 다음의 체크포인트에 따라 모니터링한다.

- 신체적 원인이 없다.
- 다른 약물의 작용과 관련이 없다.
- 환경요인에 의해 발생한 것이 아니다.
- 비약물적 개입에 의한 효과를 기대하기 어렵거나 비약물적 개입이 적절하지 않다.

- 그 증상/행동을 약물로 치료하는 것이 타당한지, 그 이유는 무엇인지
- 그 증상/행동은 약물요법에 의한 효과를 기대할 수 있는지
- 그 증상/행동에는 어떤 종류의 약물이 가장 적절한지
- 예측되는 부작용은 무엇인지
- 치료는 어느 정도의 기간 동안 지속해야 하는지
- 복약 관리는 누가 어떻게 할지

출처: '주치의를 위한 BPSD에 대응하는 항정신성 약물 사용 가이드라인', 일본 후생노동성

저용량으로 시작해 증상을 보면서 가감한다

[용량]
–약 설명서의 최고 용량을 넘지 않을 것
–약물 상호작용에 주의할 것
–용량 설정 시 나이, 체중, 간 기능, 신장 기능
  등의 신체 상태를 감안할 것

환각, 망상, 공격성, 초조

메만틴, 콜린분해효소저해제를 써서 개선되지 않는 경우 항정신병 약물의 사용을 검토한다. DLB(루이체 치매)에서는 콜린분해효소저해제가 첫 번째 선택 약이다.

우울감, 우울증

콜린분해효소억제제를 사용하고, 개선되지 않는 경우 항우울제 사용을 검토한다.

불안, 긴장, 충동성

항불안제 사용을 검토한다.

입면장애 불면증, 중도각성, 조기각성

병 상태, 진행에 따라 수면유도제/항정신병 약물/항우울제 사용을 검토한다.

☑ 약물요법 개시 전후 상태 체크포인트

☐ 하루 중 생활 방식의 변화 유무

☐ 야간 수면 상태(취침 시간, 기상 시간, 야간 배뇨 횟수 등)의 변화

☐ 복약 상황(간병인/가족이 어느 정도 복약을 확인하고 있는지 등)의 확인

☐ 특별히 제한을 필요로 하지 않는 한 수분 섭취 상황(식사로 섭취하는 수분량을 포함해, 체중(kg) x (30~35)/일ml가 표준)

☐ 파킨슨 증상의 유무(움직임이 둔해짐, 앞으로 쏠림, 종종걸음, 진전(震顫–떨림), 가면안(假面顔–표정 없는 얼굴), 근강직 등)

☐ 잘 넘어지게 되었는지

☐ 약을 감량하거나 중지할 수 없는지 검토한다. 감량은 점감 요법을 기본으로 한다.

☐ 주간의 각성도와 졸음 정도

11

환자가
보내는 신호,
가족이
주는 정보

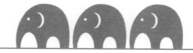

　냉정하고 침착한 곤도 과장님의 논리 정연한 말을 들으니 의사로서 조금 난처하군요. 하지만 의사가 아니라면, 치매 의료의 실태를 알면 알수록 그런 기분이 되는 것이 당연할지도 모르겠습니다. 결정적으로 지금의 치매 의료에서는 개별성 중시, 생활환경 중시라는 관점이 빠져 있다는 것은 저도 뼈저리게 느끼고 있습니다.

　저의 친구이며, 제게 치매 공부의 기회를 준 여신(?)이기도 한 마루 짱(마루오 다에코)[50]을 알고 계시나요? 아! 죄송합니다, 저와 곤도 과장님을 연결해준 사람이 그녀였죠.

　제가 치매 환자를 많이 보게 된 것도 마루 짱과의 만남이 계기가 되었습니다. 마루 짱은 치매 간병 가족을 지원하는 NPO(비영리 단체) 활동으로 '만남의 장 사쿠라 짱'[51]을 주재하고 있습니다. 처음

50　마루오 다에코: 효고 현 니시노미야 시에서 '만남의 장 사쿠라 짱'을 주재하며 간병 가족, 간병 종사자들 간의 교류의 장을 제공하고 고민을 나눌 수 있게 함으로써 간병인의 고립을 막고 있다.

51　만남의 장: '만남의 장'이라는 단어는 마루 짱이 만들어냈다. 현재는 일본 각지에서 개인 집이나 빈집을 활용해 만남의 장이 만들어지고 있다. 치매 카페로 이름난 곳도 있다.

만났을 때에는 임의단체로 니시노미야 역 근처의 아파트가 활동 거점이었습니다. 저는 10년쯤 전에 효고 현의 외곽 단체가 주재하는 '생명과 삶의 보람 프로젝트'의 공개 프레젠테이션에서 그녀를 만났습니다. '만남의 장'이나 '간병 가족 지원' 등 당시 저에게는 생소한 단어를 말하는 마루 짱과 정신 없이 이야기하다 보니 어느덧 친해져 있었습니다.

저는 마루 짱에게 이끌려 '만남의 장'이라는 곳에 갔습니다.

그곳에서는 치매 환자와 간병 가족이 모여, 큰 테이블 하나에 둘러앉아 마루 짱이 정성스럽게 지은 밥을 먹으면서 신세타령을 하거나 의견을 나누고 있었습니다. 거기서 저는 간병 가족들로부터 **"나가오 선생님, 아리셉트를 처방하나요? 그런 의사는 돌팔이예요!"**라는 말을 몇 번이나 들었는지 모르겠습니다(당시에는 아리셉트밖에 없었습니다). 아리셉트 용량을 늘리자 환자가 폭력적으로 돌변했다가 가족의 결단으로 아리셉트를 중지하자 진정되었다 등의 이야기를 마루 짱으로부터 수십 번은 들은 것 같습니다.

저는 또 매년 3월이면 '기저귀 갈기 학회'라는 모임에 초대되어 사람들에게 이야기를 하게 되었습니다. 저는 그때까지 사람들 앞에서 이야기할 기회가 별로 없었는데, 말하는 게 상당히 서툴렀다고 합니다('나가오 선생님 말솜씨가 늘었네요'란 말을 최근 자주 듣습니다). '기저귀 갈기 학회'에는 간병계의 대 스타인 미요시 하루키[52] 씨를

---

52 미요시 하루키: 물리치료사의 카리스마로 불리는 간병, 재활 전문가. '기저귀 갈기 학회'와 '튜브 빼기 학회'를 만들었고, 일본 전역에서 생활 재활 강좌를 개최하는 등 간병인들로부터 절대적인 지지를 받고 있다.

비롯해 전국의 간병인과 치매 가족이 모여서 와글와글합니다.

이 학회는 2008년부터 '가(kaigo, 간병) 이(iryo, 의료) 고(kokinzyo, 이웃) 학회'(일본어로 '가이고'는 '간호, 간병'을 뜻함-옮긴이)로 명칭을 바꿔 더 널리 알려졌습니다.

어쨌든 저에게 치매라는 세계의 입구가 마루 짱이었고, 간병인의 목소리를 통해 아리셉트의 부작용을 알게 되었습니다.

의대 시절에 저는 인지증에 대해 배운 기억이 없습니다(학비를 벌기 위한 아르바이트와 무의촌 지역에서의 활동에 전념하느라 대학에는 충실하지 못했지만). 당시에는 아직 '노망'이란 단어밖에 없었던 시대이니 당연한가요? 치매 의료가 이렇게까지 문제가 되는 미래가 오리라고는 어느 교수도 상상하지 못했을 것입니다. 인지증이란 단어가 생겨난 것은 고작 10년 전인데, 딱 그때쯤 저는 간병인의 시점으로 인지증과 관계를 맺게 되었습니다.[53]

재택 진료로 치매를 진료하는 일도 그때부터 확 늘었습니다. 치매 연구회에도 여러 차례 참석하게 되었고, 결국 치매학회에도 들어가 무모하게도 전문의 취득을 노리기도 했습니다. 55세를 넘겨서 전문의를 취득하는 것이 무슨 의미가 있겠습니까만 전문가 집단의 대화에 귀를 기울이고 싶었습니다. 어떤 수준으로 이야기를 하고 있는지 알고 싶었습니다.

제약회사가 주최하는 강연회에도 여러 번 갔습니다. 아리셉트

---

53 2004년 일본 후생성은 '치매'란 단어에 차별적인 요소가 있다고 해서 치매 대신 '인지증'으로 바꾸기로 결정했다. 그 외 명칭 후보로 '인지장애', '건망증', '기억증', '기억장애', '알츠하이머' 등이 있었다.

가 가장 많았지만, 2011년 이후에는 레미닐, 메만틴, 엑셀론 패치 연구회에도 찾아갔습니다. 그런데 이들 연구회에서 몇 가지 궁금한 점이 생겨났습니다.

강사가 항상 비슷한 의사들뿐이었습니다. 덕분에 치매 의학계의 유명인을 바로 기억할 수 있게 되었습니다. 똑같은 의사가 A 제약회사가 주최한 학회에서는 A사의 약이 가장 좋다고 말하고, B 제약회사의 학회에 가면 B사의 약이 가장 좋다고 했습니다. 게다가 C 제약회사의 학회에 가면 C사의 약이 가장 좋다고 하고⋯ 개별 치료 따위가 그 의사의 안중에 있었을까요? "환자가 옷을 못입게 되면 고도치매입니다. 고도치매에서 이 약의 규정량은 10mg이므로 즉시 10mg으로 증량해야 합니다."란 말들뿐이었습니다.

> **고도치매**
> 알츠하이머병은 진단에 따라 경도 → 중등도 → 약간 고도 → 고도로 나누어진다. 일상 대화 불가, 보행 능력 상실, 혼자 의자에 앉지 못함, 웃는 능력 상실, 의식 저하 등이 있으면 고도로 진단되는 경우가 많다.

'서구에서는 23mg까지 사용할 수 있는데 일본은 10mg 처방이므로 명백히 적은 양입니다'라는 주제도 있었습니다. 서구인과 일본인의 체격 차를 안다면 그런 말을 아무렇지 않게 할 수 있을까요? '저 양반 괜찮은가? 혹시 치매 아닐까?'란 의문을 품고 모임에서 그 강사에게 직접 질문한 적도 있습니다.

"이전에 선생님 강의를 다른 제약회사 강연회에서도 들었는데요, 도대체 어떤 치매약을 가장 권하시는지요?"

"자네, 어려운 것을 묻는구먼. 아무거나 괜찮지 않겠어?"

실망했습니다. 모처럼 시간을 내서 진지한 마음으로 강연회를 찾았는데 그런 대답을 들어야 하다니요. 그 선생님은 고급 브랜드의 시계를 차고 번쩍거리는 구두를 신고 있었습니다. 뭐 그런 거겠죠.

한번은 이런 제약회사가 주최하는 강연회에 가면서 마루 짱에게 동행을 부탁했습니다. 저희 나가오 클리닉의 스태프 신분으로 위장(?)한 거죠.

"저 자식들, 사기꾼이잖아!" 마루 짱이 격노한 것은 말할 것도 없습니다.

그 와중에 "아리셉트는 미세 조절이 중요하다. 가능하면 1mg 단위로 감량해야 한다."고 주장한 사람이 전에 언급했던 고노 선생이었습니다. 고노 선생은 저서에서 이렇게 말했습니다. "의사를 믿지 마라, 약을 믿지 마라." 좀처럼 하기 힘든 말이죠. 저도 동감하는 바입니다. 그러나 논란을 일으킬 생각은 없습니다. 다만 환자가 깨달았으면 좋겠습니다.

오해가 없도록 덧붙이자면, **제가 아리셉트를 완전히 부정하는 것은 아닙니다.** 이 약으로 주변증상까지 개선되어 기뻐하는 가족도 많이 알고 있습니다. 고노 선생 자신도 알츠하이머병이나 루이체 치매 환자에게는 적은 양이지만 처방하고 있다고 합니다. 저도 마찬가지로 제 환자의 절반 이상에게 처방하고 있으며, 다른 세

종류의 약도 쓰고 있습니다. 다만 고노 선생을 만나게 되면서 조금 더 재량을 의식한 처방을 하게 된 것 같습니다.

우연이지만 고노 선생과 제 이름에는 공통적으로 '和(화, 어울림)'란 글자가 들어갑니다. 그런데 **'재량'이라는 개념은 이원론의 서양의학에는 없고, 동양의학이나 '和' 사상 속에 들어 있다고** 생각합니다. 지금은 돌아가신 아버지가 지어준 이 이름에 옛날에는 어떤 집착도 없었습니다만, 저도 나이가 들고 보니 최근에는 '和'란 글자가 지닌 무게를 느끼고 있습니다. 진료 방식이나 조직의 운영, 살아가는 법 등 자만할 수 있는 것은 어느 것 하나 없는 인생에서 '和'가 들어간 이름을 자랑스럽게 생각하고 있습니다.

조금 감상적인 말을 적게 되었네요. 다만, 치매 의료의 미래를 위해 '和'를 중시한 논의가 계속되기를 바랄 뿐입니다. 그리고 마음으로부터 믿을 수 있는 의사, 믿을 수 있는 약을 늘려가는 방법밖에 없습니다.

고노 선생과는 의료에 대한 생각의 출발점이 닮아서 공감하게 됩니다. 아리셉트 증량에 대한 의문도 같습니다. 이는 **의료인 쪽에서 나온 정보가 아니라 환자나 가족들에게서 나온 정보에 귀를 기울인 당연한 결과**입니다. 하지만 의료계에서 그런 당연한 발언을 할 수 있는 의사는 아직 소수입니다. 깨달음을 얻은 의사들이 힘을 모아 **새로운 치매 진단학, 치료학을 구축**하려 합니다. 저의 관심은 지금 여기에 있습니다.

　저는 1999년 4월, 에히메 현 도요 시청(현재는 사이죠 시청)에서 간병보험을 담당하게 되었습니다. 출발은 인정심사계[54]였죠. 복지란 단어를 좋아하지 않던 저로서는 솔직히 정말 우울한 기분이었습니다. 그로부터 12년쯤 전인 1987년에 저는 에히메 현에서 만든 '재단법인 에히메 현 마을만들기 종합센터'란 곳에서 2년 동안 연구원으로 일하며 현 안팎의 마을만들기 실천가들과 교류를 쌓았고, 그 후 시의 온천 개발과 문화재 보호 일에 종사했습니다.

　그곳에서 저는 자유로운 발상과 '하고 싶은 일을 하고 싶은 사람이 하고 싶은 때에 한다'라는 신념으로 마을의 문제를 자기 문제처럼 인식해 실천하는 것을 배웠습니다. 지금 생각해보면 치매 돌봄과는 전혀 다른 일이었지만 기본은 같은 일을 하고 있었던 것이죠.

　하지만 당시에는 '이렇게 되어야 한다'의 복지 세계와 그때까지

---

54 인정심사계: 시민으로부터 간병 인정 신청을 받아 방문 조사 및 주치의 의견서를 근거로 간병 인정이 필요한지 판정하는 부서.

제가 해온 일이 어울리지 않는다는 생각을 했던 것도 사실입니다. 또한 새로운 형태의 지역 커뮤니티를 모색해왔던 저로서는 '간병의 사회화'란 단어를 들었을 때 마침내 가족붕괴가 시작되는구나 하고 생각했을 정도였습니다. 제가 간병보험제도를 배우면서 처음 했던 생각은 '2개의 '치호우'가 중심 테마가 되겠구나, 였습니다. '치호우(地方, 지방)'의 폐쇄성과 '치호우(痴呆, 치매)' 노인의 증가에 대한 우려였습니다.

먼저 '지방'에 사는 사람들의 의식이 개방되지 않으면 간병보험은 좀처럼 퍼지지 못할 것이라 생각했습니다. 초기에 지역 구석구석까지 도우미 사업을 전개하려 했던 콤슨(COMSN: Community Medical Systems and Network)의 공적은 평가할 만하다고 생각합니다. 그리고 두 번째 테마인 '치매'에 대해서는 큰어머니가 고령의 배회자였기 때문에 지역에 그런 사람이 증가하면 곤란하겠구나 하고 생각했습니다.

간병보험에서 인정심사를 하는 일을 맡았기 때문에 그전까지는 전혀 무관하게 지냈던 사람들과 이야기를 주고받게 되었습니다. 바로 의사들이죠. 처음에는 (지금도 그렇습니다만) 매우 주의를 기울였습니다. 묘하게 자존심이 강하고 다루기 어려운 사람들이라는 인상이었습니다. 하지만 그중에는 싹싹하고 말이 잘 통하는 사람도 있어서 안심하기도 했습니다.

처음에는 친한 방문 간호사에게 담당 의사의 성격 등을 물어보고 나서 전화를 걸기도 했습니다. 어쨌든 의사의 기분을 상하지 않게 하려고요. 그러던 중 ALS[55] 환자를 담당하게 되었습니다. 그것도 한 번에 3명이나 말이죠. 이렇게 되니 망설이고 자시고 할 문제가 아니었습니다. 처음으로 팀이란 것을 만들었습니다. 사실 만들었다기보다는 있는 힘껏 필요한 사람을 연결하다 보니 팀이 되었다고 하는 것이 맞겠네요. 팀을 만들 때는 상급자나 하급자가 따로 없었습니다. 모두 자신이 가진 지식과 정보를 교환하고, 어떻게 대응해갈 것인지 각자의 처지에서 솔직한 의견을 나누었습니다. 어느 한 사람의 의견을 강요하면 팀은 이미 제대로 기능할 수 없게 됩니다.

하지만 간병 가족과 간호사에게는 의사를 두려워하는 마음이 있습니다. 당연하겠죠. 의사에게 잘못 찍히면 일을 할 수 없기 때문입니다. 그렇다면 저는 무엇을 해야 할까요? 행정 담당자의 역할은 의사를 잘 구슬리는(?) 것입니다. 의사를 팀의 우군으로 만드는 것이죠. 모두의 고민을 받아 뒤에서 몰래 의사와 상담을 했습니다. "선생님, 이건 다음 회의 때까지 누구에게도 말씀하지 말아주세요. 부디 검토를 부탁드립니다."라고.

의사에게 환자나 가족의 속마음을 듣도록 하는 것, 집에서의 상황을 확실히 파악하도록 하는 것, 이걸 빼고서는 진단도 치료도 할 수 없습니다. 의사의 일방적인 소견이나 생각에 휘둘리는 것은 사양하고 싶었습니다. 그러기 위해서도 의사를 이쪽 편에 서게

---

55 ALS: 근육위축 가쪽 경화증 또는 근위축성 측삭 경화증(루게릭병). 근육의 위축과 근력 저하를 일으키는 신경 난치병 중 하나.

하고, 그러한 사실을 모두에게 인식시킬 필요가 있었습니다. 의사만을 더 높은 존재로 생각해서는 안 됩니다. 모두가 '안심'해야만 '연계'가 잘 이루어질 수 있습니다.

집에 있을 때와 주간보호소에 있을 때 그리고 병원에 올 때의 행동이 각각 달라지는 치매 환자가 있는데, 본인이 의식적으로 그러는 게 아닙니다. **환경에 민감하게 반응하는 것뿐입니다.** 어떤 장면에서든 모두 그 사람이라는 것은 틀림없는 사실입니다. **이런 차이도 또한 팀에서 공유해야 하는 정보입니다.** 그리고 환자와 관계있는 모든 환경을 안정시켜 나가는 것이 중요합니다.

'의사가 말했으니까', '약을 먹고 있으니까'가 아닙니다. 모두 환자를 중심으로 해서 살펴보는 가운데 결론을 찾을 수 있습니다. '이렇게 되어야 한다'가 아니라는 뜻입니다. 의사, 가족, 간병인 등 관련된 사람 모두가 정보를 공유하는 것이 중요하고, 고정적으로 생각하거나 패턴화하지 않는 것이 필요하다고 생각합니다. 저는 그런 생활의 변화를 공유하는 도구로 행동관찰방식, AOS(Action Observation Sheet-68쪽 참조)를 활용하고 있습니다.

치매 환자는 생활 속에서 여러 가지 신호를 내보냅니다. 우리는 거기에서 배워야만 합니다. 어느 한 사람이 대충 하면 올바른 정보가 될 수 없습니다. '의사를 믿지 마라, 약을 믿지 마라'고 한다면 가족들은 어떻게 해야 할까요? 절망할 수밖에 없습니다. 의료 거부를 하기도 어렵고 무턱대고 주치의와 싸우는 일도 도움이 안 됩니다. 도저히 믿을 수가 없다면 의사에게 맡기거나 약에 의존하

는 일을 먼저 그만두어야 합니다. 올바른 정보를 받아들여 우리가
현명해지는 방법밖에 없습니다.

12

중심증상과 주변증상, 어느 쪽을 중시해야 할까

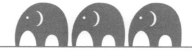

앞에서 이야기한 '의사를 믿지 마라, 약을 믿지 마라'와 같은 의료 불신의 배경에는 의학적 관점에서 봤을 때 치매의 본질이라 할 수 있는 '중심증상'과 간병하는 가족의 관점에서 가장 큰 문제인 '주변증상' 중 무엇을 중심으로 치료할 것인가 하는 문제가 있다고 생각합니다.

다시 말하지만 치매의 '중심증상'이란 기억장애, 지남력장애 등 뇌와 직접적으로 관련된 증상입니다. 한편 '주변증상'이란 망상, 배회, 폭언이나 폭력 등 일상에서 나타나는 곤란한 행동입니다. 영어로는 BPSD(Behavioural and Psychological Symptoms of Dementia)라고 합니다. 아리셉트 등의 치매약은 중심증상을 완화하는 약입니다. 한편 항정신병약은 주변증상을 억제하는 약입니다.

이전에 어떤 젊은 수련의에게서 '중심증상과 주변증상 중 어느 쪽을 중시해야 합니까?'라는 질문을 받았습니다.

의사는 보통 중심증상 쪽을 중시합니다. 중심증상의 진행은 영원히 막는 게 불가능하므로 '낫게 할 수는 없다'가 됩니다. 그래

서 의사에 따라서 아리셉트를 점점 증량하기도 합니다. 또는 메만틴을 병용하기도 합니다. 마치 온몸에 전이된 말기암에 대해 최후까지 항암제로 저항해보려는 의사와 어딘가 닮아 있습니다. 의사의 본성이라고 해도 될 것입니다.

저는 중심증상보다 **주변증상을 중시**합니다.

예를 들어, 기억장애가 꽤 있더라도 일반적인 대화를 즐기거나 가족과 해외여행을 갈 만큼 삶을 즐기고 있는 사람은 얼마든지 있습니다. 즉 주변증상을 완화시켜주고 환자 스스로 할 수 없는 일만 누군가의 도움을 받아서 하면 되는 것입니다.

"여행을 다녀왔다는 건 다음날 잊어버려도 괜찮습니다. 어디를 다녀왔는지는 잊더라도 '가족과 함께할 수 있어서 좋았다' 하는 기분은 분명히 마음에 남습니다."라고 이야기해주며 가족에게 여행을 권하는 경우도 있습니다.

잊어버려도 괜찮아, 치매인걸.

가족이 이렇게 생각할 수 있다면, 여행은 환자 본인뿐 아니라 가족에게도 훌륭한 기분 전환이 될 것입니다. 이렇게 삶을 즐기는 치매 환자가 있다는 것을 저는 지난 10년 동안 배웠습니다.

한편, 이런 순진한 생각을 꺼낼 수조차 없을 정도로 지금 이 순간에도 주변증상으로 힘들어하는 가족과 시설 직원이 많다는 사실도 잘 알고 있습니다. 그러나 그러한 주변증상이 실제로는 치매약의 부작용인 경우가 상당히 많다는 것을 지금까지 여러 번 설명했습니다. 그걸 모른 채 BPSD 약을 처방해서 더 악화시키는 무지

한 의사가 많다는 것도요.

사실 중심증상이나 주변증상의 구분은 어떻게 하든 상관없습니다.

중요한 것은 당사자와 가족이 웃으며 지낼 수 있느냐 하는 것입니다. 치매 의료에서는 이 한 가지를 위해서 의사가 존재하는 것이라고 생각합니다. 웃을 수 없는 상태였던 것을 의료의 힘으로 웃게 할 수 있다면 가족은 '이 의사가 낫게 해줬다'라고 할 것입니다.

지금까지 왠지 아리셉트의 나쁜 측면만 강조한 것 같군요. 굳이 명예 회복을 위한 것은 아니지만, 10mg으로 증량해서 매우 좋은 효과를 보았던 예도 여기서 소개하고자 합니다.

저는 재택 진료 의사로서 간병 시설도 몇 군데 방문하고 있습니다. 시설에 들어와 있는 사람에게는 그곳이 바로 자신의 집입니다. 시설은 그래야 하는 곳입니다.

지난번에 간병 시설에 막 입소한 80대 할머니를 진료한 적이 있습니다. 미소 띤 얼굴로 제 질문에도 온화하게 잘 대답해주었습니다. 날짜와 계절, 자신의 나이를 모르는 정도의 가벼운 알츠하이머병이었는데 아리셉트 10mg을 복용하고 있었습니다. 3년 전에 발병해 전문의로부터 아리셉트를 처방받았다고 합니다. 5mg 투약으로 2년 이상 밝고 건강하게 회복된 상태를 유지했습니다. 그런데 1년 전부터 피해망상이 심해져서 하루에도 10번 이상 경찰에 전화를 한 적도 있습니다. 제가 봤을 때는 고도 알츠하이머병이라고 할 수는 없었으니 본래는 10mg을 사용할 증상은 아니었다고 생각합니다.[56] 그런데 10mg이 딱 들어맞았던 것 같습니다. 가족에 따르면 **10mg으로 증량한 후 피해망상도 진정되었고** 비교할 수 없을 정도로 온화해졌다고 했기 때문에 저도 10mg 처방을 유지했습니다.

이렇게 **치매약으로 주변증상까지 좋아지는 사람도 있습니다.**

이런 케이스를 직접 경험하게 되면 사실 중심증상과 주변증상으로 억지로 나눌 필요가 없다는 생각을 하게 되는데, 곤도 과장님은 어떻게 보시는지요? 두 가지 증상은 표리일체이며 긴 안목에서 보면 연동되는 경우도 많은 것 같습니다.

어쨌든 주변증상을 가능한 없애는 것이 의료와 간병의 존재 의의라고 할 수 있겠습니다. 이 같은 생각에서 항정신병약에 의지해버리는 것이 현실이기도 하지요. 그러나 이것이 옳은 것인지 묻는다면 자신은 없습니다.

얼마 전 일본노년정신의학회[57]가 1만 명을 대상으로 조사한 결과를 보고, 역시 그렇구나 생각했던 적이 있습니다. 조현병(과거 정신분열병의 새 명칭-옮긴이) 등에 사용하는 **항정신병약을 치매 환자에게 사용한 경우, 복용을 시작하고 3~6개월 후의 사망률이 사용하지 않은 경우보다 2배나 높았다는 결과가 나왔습니다.** 이 결

---

56 아리셉트는 최대 사용량이 10mg이므로 고도치매가 아닌 사람에게 10mg 처방은 통상 과용량으로 여겨짐.

57 일본노년정신의학회: 노년정신의학 분야에서의 과학적 연구의 진보, 발전, 보급을 꾀하는 것을 목적으로 설립된 학회.

과는 2012~2013년에 전국 약 360개 의료 기관에서 진료를 받은 고령 치매 환자(평균 나이 82세)를 조사한 것입니다. 항정신병약을 사용한 약 5천 명과 사용하지 않은 약 5천 명에 대해 반년 동안 추적 조사했습니다. 그 결과 항정신병약을 사용한 집단과 사용하지 않은 집단을 전체로 비교했을 때는 사망 위험에 차이가 없었습니다. 하지만 항정신병약을 복용한 지 얼마 안 되는 약 450명을 추출해보니 복용 시작 후 11~24주 동안의 사망률이 3.7%로, 복용하지 않은 집단의 1.9%보다 높아 사망 위험이 2배였다고 합니다.

또한 미국 식품의약국(FDA)도 2005년에 치매 환자에게 항정신병약을 사용하면 사망 위험이 1.6배 높아진다고 경고했습니다. 일본과 미국에서 같은 결과가 보고된 것입니다. 준텐도대학의 아라이 헤이 교수[58]는 "복용 시작 뒤 반년 동안은 주의하는 것이 좋다. 반드시 사용해야 하는 경우에도 최소한의 기간에 그쳐야 한다."고 지적했습니다. 이러한 연구 결과는 치매 진료에 매우 중요한 경고라고 생각합니다. 항정신병약의 사용이 사망 위험을 높일 수 있다, 라고 하는 데에는 간과할 수 없는 과학적 근거가 있습니다.

하지만 저 역시 오늘도 새로이 항정신병약을 처방한 환자가 있습니다. 난폭해져서 어떻게 할 수 없을 때가 있습니다. 그럴 때 누구를 위한 처방인가 하고 묻는다면 가족을 위해서라고밖에 대답할 수가 없습니다. 가족에게 "제발 부탁이니 아버지를 진정시켜주

---

58 아라이 헤이: 의학자, 정신과 의사. '알츠하이머병 연구자 세계 톱 100'에서 38위에 선정됨(미국 콜렉시스 홀딩스 사 선정). 일본에서 유일하게 조발성 알츠하이머병(early onset Alzheimer's disease) 전문 외래 진료를 하고 있음.

세요."라는 간청을 받았을 때 거절할 수 없는 경우도 있습니다. 가족이 무너지면 재가돌봄 그 자체가 불가능해집니다. 그러니 앞에서 언급한 경고를 염두에 두고 최소한의 기간만 처방합니다. 고노기법의 가르침을 따르면 치매약과 마찬가지로 **항정신병약도 '재량'이 필요**합니다. 알면 알수록 신중하게 사용해야 하는 것이 바로 항정신병약입니다.

중심증상과 주변증상, 어감이 그다지 좋지는 않습니다. 의사가 '위에서 내려다보는 듯한 시선'이죠. 약을 사용할 때는 양쪽 비율을 항상 생각해야 합니다. 돌보는 사람이 지금 어떤 일로 곤란해하고 무엇을 원하고 있는지 고려해야 하지요. 그러나 '그 바람에 응하기 위해서 중심증상을 낮게 하는 것이 의료다!'처럼 한쪽으로 치우친 생각은 바람직하지 않습니다.

나가오 선생님은 매일 환자를 치료할 때 아리셉트나 항정신병약 투여에 상당히 신중한 것 같습니다.

약에 대해 한 가지 더 말씀드리고 싶은 것은 나이에 따른 대응입니다. 당연한 말이지만 나이가 들수록 치매 증상도 더 진행되고 다른 질환도 함께 발생합니다. 노화란 여러 질환과 공존해가는 것이기도 합니다.

치매에 걸린 고령자는 치매약과 항정신병약만 복용하는 것이 아닙니다. 틀림없이 여러 가지 약이 투여됩니다. 심장약, 당뇨약, 고지혈증약, 혈압약, 뇌혈관계약, 위장약, 진통제 등등 셀 수 없을 정도로 많습니다.

이런 약 중에는 치매 증상을 일으키는 것도 있습니다. 단일 약제 때문에 생기는 경우도 있지만 상호작용으로 발생하는 경우도 있습니다. 또한 정기적으로 꼬박꼬박 복용하지 않아서 증상이 생기는 경우도 있고 너무 많이 복용해서 발생하기도 합니다. 환자와 가족이 약에 대해 기대를 많이 하거나 반대로 불안해서 약을 자기 마음대로 조절하는 경우도 많습니다. 그래서 특히 고령 치매 환자 의료는 종합적인 의료가 되어야만 합니다.

치매 돌봄에서 중요한 것은 '그 사람을 아는 것', '그 사람의 현재를 아는 것'이라고 생각합니다.

'그 사람을 아는 것'은 그 사람의 성격과 취미, 취향, 인생사, 환경 등을 아는 것입니다. 이는 주변증상의 원인을 찾아내서 돌봄에 활용할 때 도움이 됩니다. '그 사람의 현재를 아는 것'은 현재 뇌의 상태를 아는 것입니다. 영상 검사로 하는 판단이 아니라 현재 증상을 통해 어떤 기능이 작용하거나 작용하지 않는지 추측하는 것이 중요합니다. 그러려면 구체적인 관찰과 뇌에 관한 기초 지식이 필요합니다. 막연하게 '치매가 진행됐다'라는 것으로는 어떤 상태인지 파악했다고 할 수 없습니다. 구체적인 관찰 결과로써 그 증상이 중심증상인지 주변증상인지 정리해야 한다고 생각합니다.

하지만 돌봄에서 중요한 것은 현재 환자가 무엇을 힘들어하고 어떤 점에 불안을 느끼는가이며, 가족이나 간병인이 문제로 느끼는 것은 무엇이고 그에 따라 환자의 상황은 어떻게 되었는가 하는 것입니다. 증상이 있다 해도 환자와 주변 사람이 생활하는 데에 문제가 되지 않거나 대응할 수 있다면 현재 상태를 이해하는 것으로 충분합니다. 투약할 필요는 없습니다. 모처럼 절묘하게 균형을 잡고 있는데 약을 더해서 일부러 흐트릴 필요는 없겠죠.

저는 무언가 해결해야 하는 증상이 생겼을 때는 **먼저 환자의 몸이 튼튼한 상태가 되도록 합니다.** 구체적으로 말하면 수분과 영양 섭취, 운동, 배설, 수면 상태가 어떠한지를 체크합니다.

다음으로는 환경입니다. 환자에게 맞는 환경인지 그리고 주변 사람이 치매에 대해 이해하고 있는지 하는 것입니다. 환자와 주변 사람의 관계 방식이 가장 큰 환경요인이지만, 이는 매우 까다로운 문제이기도 합니다. 가족도 필사적으로 노력하고 있습니다. "힘드시죠? 무리하지 않아도 됩니다."라고 먼저 위로하면서 가족의 상황을 파악해야 합니다.

그다음은 약입니다. 복용 약물 중에서 현재 증상에 영향을 주는 것은 없는가 하는 것입니다. 저는 약을 빼는 것을 먼저 고려합니다. 그런데 이것은 의사가 가족과 간병인의 이야기에 얼마나 귀를 기울였는지, 의사가 치매를 얼마나 이해하고 있는지에 따라 크게 달라집니다. 개중에는 (아마 대부분의 경우) 자신의 진료과목으로만 치료하면 된다고 생각하는 의사가 있어서 비전문가의 판단에는 귀를 기울여주지 않는 것 같습니다.

그리고 **마지막으로 '그 사람을 아는 것', '그 사람의 현재를 아는 것'입니다.** 최초 단계에서부터 의사와의 연계가 충분하다면 이런 이해가 원활하게 될 텐데 하는 생각이 들 때가 많습니다.

돌봄에서 중요한 것은 현재 어떻게 대응하느냐 하는 것이지 증상을 분류하는 것이 아닙니다. 때로는 복약이 아니라 의사의 조언이 중요한 처방입니다. 의료 행위가 아니더라도 의사가 나서는 것은 초기부터라고 생각합니다.

돌봄 계획을 세울 때에는 곧바로 단기 목표를 설정하려고 하는데, 이때 무엇을 해야 할지를 명확히 하는 것이 중요합니다. 그런데 돌봄 계획을 보면 단기 목표와 중기 목표, 장기 목표 모두에 같은 과제가 여러 차례 반복되는 경우가 많은 것 같습니다. 지금 무엇을 해야 하는지, 그 일은 왜 하는지를 확실히 해야 관련된 모든 사람이 돌봄과 의료의 방향성을 분명하고도 동일하게 할 수 있을 것입니다.

해결해야 하는 것은, 지금 가장 힘들어하는 일입니다.

제도가 바뀔 때마다 현장에서는 서류가 늘어나는 것 같아 참 답답합니다. 중요한 것은 컴퓨터가 아니라 환자에게 있습니다. 환자와 함께할 수 있는 시간을 중요하게 여겨야 하지 않을까요.

왜 며느리가
돈을 훔쳤다고
하는 걸까

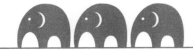

지금까지 약을 중심으로 이야기했습니다. 쓰다 보니 역시 약을 다루는 건 두려운 일이라는 기존의 가치관을 다시 확인할 수 있었던 것 같습니다. 약을 쓰지 않고도 해결할 수 있다면, 저 역시 치매약이나 항정신병약은 사용하고 싶지 않은 것이 속마음입니다. 하지만 가족이나 시설의 직원은 이를 수긍하지 않는 경우도 많습니다. 앞에서 이야기한 마루 짱은 '곧바로 약 처방을 하는 의사는 돌팔이야!'라고 하지만, **가족이나 시설의 직원은 '좀처럼 약을 처방하지 않는 의사는 돌팔이야!'라고 말합니다.**

하지만 최근의 간병 트렌드라 할 수 있는 '인간 중심 돌봄 (person centered care)'이나 '위마니튀드(humanitude)'처럼 좋은 돌봄이 일반화되면 이런 약이 나설 차례는 없을 것이라고 내심 생각해 왔습니다.[59] '인간 중심 돌봄'이나 '위마니튀드'가 외국어라서 왠지

---

59 인간 중심 돌봄: '그 사람을 중심으로 한 돌봄'이란 의미. 치매 환자 개인을 존중하고, 그 사람의 시점과 입장에서 이해하고 돌봄을 행한다는 사고방식.
위마니튀드: 'human'과 'attitude'의 합성어로 프랑스의 이브 지네스트가 개발한 새로운 치매 돌봄법. 치매 환자의 인격을 중요하게 여기는 돌봄으로, 환자 본인이나 간병인도 부담을 덜 수 있는 마법과 같은 돌봄이라 불린다.

새로운 방식 같아 보이지만 그렇지 않습니다. 가만히 생각해보면 누구라도 이런 생각에 다다를 수 있습니다. 당연한 생각이 서구에서 수입되면 '역시 서구는 선진국이야! 대단해!'라고 생각하는 것이 일본인의 이상한 점입니다. 변함없이 외래어에 약합니다. 하지만 언제까지 받아들이기만 할 수는 없는 노릇이고, 일본도 정보를 제공해야 합니다.

이에 덧붙이자면, 얼마 전 저는 미국 시카고에서 개최된 '죽음에 대한 권리 협회 세계연합 대회'(2014년 9월)란 색다른 학회에서 '평온사'의 개념에 관해 강연을 했습니다. 일본어 '헤이온시(평온사)'도 인종을 뛰어넘어 세계 각국의 의료인으로부터 반향을 불러일으키고 있습니다. 그도 그럴 것이 서구에는 '자기 집에서 서서히 시들어 죽는다'는 이른바 '기다림'의 사생관(死生觀)이 존재하지 않습니다. **기다리지 못하니까 안락사를 선택하는 것입니다.** 언론에서도 좀처럼 이해하지 못했는데, 평온사와 안락사는 '기다림-기다리지 못함'이라는 점에서 의미상 대척점에 있습니다.

완화의료나 간병에 대해 일본이 서구보다 뒤처져 있다고 생각하기 쉽지만 그것은 고정 관념입니다. 일본 문화 속에서 길러진 간병이나 어르신을 공경하는 전통을 허물면서 해외 문화에 물들어야 할 필요는 없습니다. 그러므로 지금 곤도 과장님이 진행하고 있는 AOS(Action Observation Sheet, 행동관찰방식)도 꼭 해외에 소개했으면 합니다. 그런데 AOS란 이름은 너무 멋들어진 게 아닌가 싶기도 합니다. 조금 더 촌스러운 일본어로 하는 것이 좋겠어요(웃음).

다시 본론으로 돌아가겠습니다. '인간 중심 돌봄'이란 결국 치매 환자를 돌봄의 중심에 두고 생각하자는 뜻입니다. '당연한 것 아냐?'라고 생각할지도 모르겠습니다. 하지만 이것을 잘하기 어려운 게 가족이라는 존재입니다. 이게 잘 안 되면 간병도 제대로 이루어지지 않고 치매 주변증상이 악화됩니다.

치매는 '뇌 질환'이면서 '관계성 장애'입니다. '관계성 장애'란 문자 그대로 다른 사람과의 관계성이 잘 유지되지 못한다는 의미입니다.

예를 들어 '며느리가 지갑을 훔쳐갔다'라는 피해망상이 나타난 할머니가 있습니다. 이때 '주변증상이 심해져서 도둑망상이 나타났으니 약을 늘립시다'라는 결론으로 끝내도 괜찮을까요?

도둑망상
기억장애 때문에 물건을 어디다 두었는지 모르고 본인 나름대로 해석한 것이, 누군가 훔쳐갔다고 결론내리는 증상. 알츠하이머병 환자에게서 많이 볼 수 있음.

다른 사람도 많은데 할머니가 하필이면 왜 **'며느리가 지갑을 훔쳐갔다'**고 단정 지었는지를 우선 생각해봐야 합니다. 아마도 할머니의 병이 진행함에 따라 가정 내에서 며느리와의 힘 관계가 역전되었을 것입니다. 이제껏 며느리 위에 군림해왔던 할머니가 가사일을 못하고 며느리의 도움을 받아야 하는 상태가 되자 며느리가 높은 위치가 된 게 분명합니다. 그러자 할머니한테서 '쟤를 나쁜

사람으로 만들어 내 위치가 더 높다는 것을 알게 해주자!'라는 본
능이 발동한 것입니다.

만약 며느리가 할머니의 식사 시중을 들면서 예컨대, "어머님,
오늘은 제가 식사를 준비했는데 역시 어머님의 맛을 따라가기는
어렵더라고요. 그래도 한번 맛 좀 봐주시겠어요?"라고 한다면 할
머니도 기분 좋게 먹을 수 있을 것입니다. '뭐라고? 어째서 내가 저
런 못된 시어머니한테 그렇게까지 해야 하지? 그렇다면 간병 따위
는 집어치울래!' 이렇게 말하는 며느리들의 목소리가 들리는 것 같
지만… 그러나 현명한 간병이란 오래도록 쌓인 원한은 강물에 흘
려보내고 새로운 관계를 만드는 데서 시작되는 게 아닐까 생각합
니다. 이렇게 함으로써 피해망상, 특히 '도둑망상'은 상당히 줄어
들 것입니다.

사람에게는 누구나 '인정 욕구'[60]가 있습니다. 우리는 다른 사
람에게 인정받지 못하면 살아갈 수 없는 존재입니다. 인정 욕구는
자신의 사회적 처지가 약하다고 느낄 때 더 강해진다고 알려져 있
습니다.

치매 환자가 지금 가장 바라는 것은 무엇일까요?

혹시 '자신도 대등한 존재로 인정받고 싶다'가 아닐까요? "아니
에요, 나가오 선생님. 우리 집 할머니는 이미 그런 건 몰라요."라고
비웃는 가족도 있겠지요. 이야말로 멋대로 내린 결론일 뿐입니다.

개나 고양이와 사람과의 관계를 비교해봅시다. 자기를 좋아하

---

60 인정 욕구: 다른 사람에게 인정받고 싶고 칭찬받고 싶은 인간의 근본적인 욕구.

는 사람이 찾아오면 개나 고양이는 곧바로 알아차리고 다가와 재롱을 부릴 것입니다. 하지만 싫은 사람이 다가오면 반대로 콱 깨물거나 순식간에 도망가버릴 것입니다. 고양이와 개는 인간이 자신을 어떻게 생각하는지 순식간에 우뇌로 판별해서 대응한다는 사실이 연구로 밝혀졌습니다. 참고로 재택 환자의 집에 있는 개나 고양이는 저를 매우 좋아합니다(웃음).

재택 진료를 하다 보면 치매 환자의 대응이 상대에 따라 180도 달라지는 장면을 자주 봅니다. 치매 환자는 좌뇌 기능은 저하되더라도 우뇌 기능은 비교적 보존되어 있어서 상대적으로 우뇌 우위 상태라는 가설이 있다고 합니다.[61] 현장에서 보면 이 가설이 매우 설득력이 있습니다. 대담한 가설을 말해본다면, 결국 **치매란 좌뇌 인간이 우뇌 인간이 되는 게 아닐까** 생각합니다.

논증적인 인간에서 직감적인 인간으로,

이론적인 인간에서 감각적인 인간으로,

이성적인 인간에서 본능적인 인간으로.

뇌가 변하면 성격이나 살아가는 방식이 변합니다. 다시 태어나는 것이죠. 생각하기에 따라서는 멋진 제2의 인생일지도 모르겠습니다. 저도 치매 환자와 계속 있다 보면 뭐랄까 부러워질 때도 있습니다.

지금 이 순간을 살고 힘든 과거를 돌아보지 않는다(돌아볼 수 없

---

61 좌뇌 기능: 좌뇌는 문자와 언어 등을 인식하고, 사고와 논리를 담당하는 기능이 있다.
 우뇌 기능: 우뇌는 오감을 인식하고, 감성과 감각을 담당하는 기능이 있다.

다)는 것, 우리는 즐거운 과거뿐만 아니라 힘든 과거도 계속 끌고 가기 때문에 괴로운 것입니다.

잊혀진 쪽은 견딜 수 없을지 모릅니다. 하지만 잊어버린 쪽은 어떨까요? 치매 할머니에게 "남편은 언제 돌아가셨나요?"라고 물어봐도 대부분 기억하지 못합니다. 그뿐만 아니라 "남편의 이름은요?" "몰라." "그럼 몇 살에 결혼하셨어요?" "나는 아직 결혼 안 했는데?"와 같은 일이 늘상 벌어집니다. 힘들기만 했던 결혼 생활도 잊어버릴 수 있습니다. 괴로워하지 않아도 됩니다.

이때 "어머니 무슨 말을 하는 거예요? 아버지가 불쌍하지도 않아요?" 하는 말은 절대 하면 안 됩니다. 이야기를 잘 이어가는 게 관계 방식이 능숙한 것입니다. 이것이 곧 '인간 중심 돌봄'이고 '위마니튀드'의 기본입니다. 이해하기 까다로운 외래어 개념을 외울 필요가 없습니다.

물론 이처럼 쉽게 풀리지 않는 경우도 많습니다. 관계가 이루어져온 긴 세월이 있기 때문에 아무리 접근 방식을 바꾸더라도 "못된 며느리가 또 지갑을 훔쳐갔다!"라고 계속해서 말할 가능성도 있습니다. 아무리 훌륭한 며느리라도 관세음보살은 아니므로 언젠가 한계가 옵니다.

그러나 그때는 시어머니에게 직접 말하는 것이 아니라 간병 가족 모임이나 앞서 소개했던 **'만남의 장' 같은 곳을 먼저 찾아가서 이야기를 듣는 게** 좋습니다. 남편에게 불평해봤자 스트레스만 더 쌓일 뿐이니까요. 그러나 이런 며느리도 그다지 멀지 않은 미래에 치매에 걸려 미운 '시어머니의 아들'이라는 존재를 잊어버릴 날이 찾아올 것입니다. "며느리가 또 지갑을 훔쳐갔다!"고 시어머니가 소리칠 때는 '앞으로 몇 십 년 있으면 당신의 아들 같은 건 기억에서 지워버릴 테니까!' 하는 말을 마음속에 새기는 것이 좋을지도 모르겠습니다. 아무쪼록 아직은 소리 내어 말하지 마세요.

또 급격한 환경 변화도 좋지 않습니다. 자기 아버지가 지금까지 길러온 멋진 수염을 깎는 순간 누군지 몰라 엉엉 우는 아이 모습을 본 적이 있나요?

치매 환자의 마음속도 이와 비슷합니다. 가족이 '겨우 이 정도 일'이라고 생각하는 작은 변화, 예를 들어 방의 가구 위치를 옮기거나 커튼의 색을 바꾸거나 대학생 손자가 여자친구를 집에 데려오는 따위의 일조차 커다란 불안을 느끼게 할 수 있습니다. "집에 데려오지 말고 밖에서 만나라."라고 아들에게 말하는 것도 돌봄의 일환일지 모르겠습니다.

관계성과 환경에 대해 배려하면 중심증상과 주변증상이 모두 크게 달라집니다. **'당신이 선 자리에서 꽃을 피우세요'**(와타나베 가즈코 수녀가 쓴 베스트셀러의 제목-옮긴이)**라는 말은 바로 치매 환자에게 해줄 수 있는 말입니다.** 가능하면 그 사람이 쾌적하게 느끼는 환경에 있게 해줘야 합니다. 이전에 '치매는 전혀 예측 불능'이라고 말한 영국인 의사에 대해 적었었는데, 이 말은 결코 비관적인 의미가 아니라 환자와의 관계 방식에 따라 미래가 얼마든지 변화할 수 있다는 긍정적인 의미라고 저는 생각합니다.

증상 개선의 길이 '관계성'이냐 '약'이냐 하는 명제는 저에게서 여전히 사라지지 않고 있습니다. 제 대답도 항상 유동적입니다. 현재로서는 '95%가 관계성, 5%는 약'이라고 대답해두겠습니다. 겨우 5%라고 해도 이를 소홀히 하면 95%가 엉망이 되어버립니다. 의사의 실력과 재량에 따라 때로는 50 대 50으로 잘되는 경우도 충분히 가능합니다. 간병 가족의 스트레스 경감을 위해 안정제를 처방하는 것도 포함해서 말이죠.

　고령자뿐만이 아니라 우리는 '노화'라는 문제를 좀처럼 마주보려 하지 않습니다. 병에 걸리는 것도 두려워합니다. '노화'와 '질병' 중 어느 쪽이 더 받아들이기 쉬운지 물어보면, 당연하게 일어나는 '노화'가 아니라 '질병'이라고 대답합니다.

　나이가 들수록 이런 경향이 강해집니다. 병원에 갔을 때 "나이가 들면 원래 그런 증상이 생기는데 어쩔 수 없습니다."라는 말은 듣고 싶어 하지 않죠. 병명을 붙여주고 약을 많이 주는 의사가 명의로 불립니다. 이것은 이상한 일이 아닙니다. 왜냐하면 질병을 발견하고(병명을 붙임) 치료해주는(약을 줌) 것으로 인식하기 때문입니다. 원래 노화는 병이 아니므로 약으로 효과를 볼 수 없습니다. 하지만 플라세보효과로 좋아진다고 (생각)하는 사람도 많습니다. 또한 '약이 별로 효과가 없다'고 호소하면 그다음 또 그다음 약을 주니까 이 정도로 의지할 만한 의사도 없죠. 훌륭한 명의(사실은 돌팔이)는 이렇게 생겨나는 것입니다.

　그러므로 시민이 현명해지는 수밖에 없습니다.

‘노화 → 치매 → 죽음’이라는, 2명 중 1명이 겪게 되는 과정을 자신의 것으로 받아들이고 자신의 인생을 다른 사람에게 맡기지 않겠다는 각오가 필요합니다. 저는 이런 연구회를 ‘1인칭 연구회’라 부릅니다. 각오가 선 시민(가족)이 늘어나면, 나가오 선생님이 뜻하지 않게 약을 처방해야 하는 일도 없어질 것입니다.

‘치매에 걸리면 아무것도 모르게 된다’라는 말을 자주 듣습니다. 과연 그럴까요? 정말로 아무것도 모르게 되는 것일까요? 나가오 선생님이 이야기한 ‘도둑망상’ 역시 그런 것일까요?

“아무렴, 자기가 어디다 놓아두었는지 모르고 내가 훔쳤다고 우기니까, 아무것도 모르는 게 맞죠!”라고 저도 지금까지 여러 며느리들로부터 반론을 들었습니다. 좋은 며느리, 나쁜 며느리, 보통 며느리 할 것 없이 누구라도 자신을 범인 취급하면 보살은커녕 야차의 얼굴이 될 것입니다. 그런 장면에 마주칠 때면 “먼저 심호흡을 하세요.”라며 조심스럽게 이야기를 시작합니다.

그리고 “왜 훔쳤다고 하는 것 같나요?”라고 해서 가족이 생각해보도록 합니다. “주변증상이라니깐요!” 하고 화내는 사람도 있겠지만 더 근본적인 것을 생각해보도록 합니다.

환자가 ‘도둑망상’일 때는 무언가를 찾고 있는 상태일 때입니다. ‘물건이 없다 = 누가 훔쳐갔다’가 되는 것뿐입니다. ‘물건이 없다’라는 것을 이해하지 못한다면 ‘훔쳐갔다’는 생각도 할 수 없습니다.

‘도둑망상’이란 현실과 기억이 일치하지 않는 것일 뿐입니다. 피해망상은 중심증상인 기억장애와 관계된 경우가 많습니다.

기억장애는 '지연재생 장애'[62]라고 해서 조금 전의 일이 생각나지 않는 경우가 많습니다. 반대로 말하면 지금 당장에 대한 이해는 있습니다. 그렇습니다. 아무것도 모르는 것이 아니란 뜻입니다.

치매 환자는 자신에게 불리한 것은 인정하지 않습니다. 자기 방어 본능이 강해진 상태이니까요. 그러므로 '물건이 없다 → 자신이 잃어버렸을 리 없다 → 누군가 훔쳐갔다'가 됩니다. 그러면 '항상 자신의 가까이에 있는 돌봐주는 사람이 의심스럽다'가 되는 것입니다. 환자로서는 중요한 물건이라고 생각해서 다른 사람 모르게 옮겨놓았는데 돌봐주는 사람이 그걸 다시 찾아주면 그 사람을 범인이라고 생각해버리는 경향이 있습니다. 골치 아프죠.

나이가 들면 주위의 도움을 받지 않고서는 생활할 수 없는 상태가 되어갑니다. 그런 일이 조금씩 늘어납니다. 다른 사람을 볼 때마다 '고마워' 하고 머리를 숙여야 하는 인생이 시작되는 것이죠! 나이가 든다는 것은 그런 것입니다. 남은 인생에서 쓸 단어가 '고마워'밖에 없다고 생각하면 오싹해지는 사람도 있을지 모르겠습니다. 나가오 선생님이나 저도 약간 모난 성격이니 지금부터라도 연습해두는 게 좋을지 모르겠네요(웃음). 그러므로 누구나 PPK(핀핀코로리의 약자. 병으로 괴로워하는 일 없이 건강하게 장수하다가 갑자기 죽는다는 뜻-옮긴이)를 동경하는 것이겠죠. 남의 신세를 지다

---

62 지연재생 장애: 말하거나 보고 들은 것을 조금 시간이 지나면 재생할 수 없는(기억하지 못하는) 장애.

가 죽어서야 되겠느냐고 하면서….

그런 의미에서 '노화'에 대한 학습은 고령자뿐만 아니라 가족이나 돌봄 관련 이들이 모두 같은 테이블에 앉아서 해야 한다고 생각합니다. 나가오 선생님은 '인정 욕구'란 말을 썼는데, 사람은 애처로울 만큼 누군가에게 도움이 되고 싶고 인정받고 싶어 하는 것 같습니다.

제 아버지가 '앞으로 어떻게 될지 모르겠다'는 생각으로 절실하게 노트에 기록을 하면서도 자치회장을 마친 뒤 또다시 신사의 대표를 맡은 것은 스스로에 대한 도전이었을지도 모르겠습니다. 아직은 자신이 다른 사람에게 필요한 존재인지 시험해보기 위한 도전이었겠죠. 어쩌면 아버지는 가족이 자신을 더 이상 가장이라고 생각하지 않는다는 것을 알고 있었을지도 모르겠습니다. 그렇게 생각하니 가슴이 아픕니다.

늘 주위에다가 '고마워'라는 말밖에 하지 못하는 치매 환자도 실은 '고마워'라는 말을 듣고 싶어 합니다. 스스로 감사를 받음으로써 인정받고 싶다, 자신은 아직 괜찮다고 생각하고 싶은 것입니다.

나가오 선생님은 일본인에게 '기다림'의 문화가 있다고 쓰셨는데, 가족들은 간병할 때 정말 기다리는 것일까요? 아주 조금만 기다려주면 식사도, 옷 갈아입기도 스스로 할 수 있을지 모릅니다. 10분만 기다려주면 조금 전 밥을 먹었던 것을 기억해낼지도 모릅니다. 하지만 시간에 쫓기는 바쁜 가족은 '그저 기다리는 것'이 어려운 경우도 많은 듯합니다.

이것은 또한 양육과도 비슷할지 모르겠습니다. **자기 자식을 키울 때는 밥 먹는 것이 느리더라도, 옷 갈아입기가 늦더라도 배우는 중이라고 생각해 '기다리는' 부모가 많은데, 어째서 자신의 부모는 기다려주지 못할까요?**

심호흡을 하고 기다려봅시다.

기다림이 좋은 환경 만들기의 첫걸음입니다.

아직 안 먹었어? 아직 바지를 못 입었어! 알았어, 도와줄 테니까! 자 이쪽 다리 넣고… 스스로 할 수 있는 일인데 강제적으로 도움을 받는 것도 스트레스입니다. 하지만 도움받고 있다는 것은 알기 때문에 '미안, 고마워'라고 머리를 숙일 수밖에 없습니다. 미안하게 생각하지만 즐겁지는 않다. 그러고는 발견합니다. 상대도 '미안'이라며 머리를 숙이게 하는 기술을. 그것이 '지갑을 훔쳐갔다!'가 됩니다. 자신이 피해자가 되어 상대를 가해자로 만들면 가해자는 '미안' 하고 머리를 숙일 수밖에 없습니다. 그러나 상대가 어쨌든 진짜 가해자가 아니라는 것도 치매 환자는 알고 있습니다. 그리고 혼란은 더 심각해집니다.

여기서 가족이 할 수 있는 일은 서로 감사의 마음을 가질 수 있는 장면을 많이 만드는 게 아닐까요? 가족은 **'고마워'를 주고받는 관계**라 생각합니다. 물론 미소를 띠고 말이죠. "어머님, 세탁물이 복잡하니까 수건은 따로 내놓으실래요? 감사합니다, 도와주셔서."라고. 눈을 바라보며 미소를 띠면 됩니다. 일상생활 속에서 환자가 나설 수 있도록 얼마나 역할을 만들어주는가가 치매만이 아니라 고령자 돌봄, 그리고 자립 지원의 참모습이라 생각합니다.

여기서 치매 환자의 이야기는 아니지만, 말기암 할머니와 방문 도우미의 이야기를 소개하고자 합니다.

그 할머니가 퇴원한 것은 2월이었습니다.

입원해 있어도 더는 할 수 있는 일이 없어지자 오랜 세월 살아온 자택에서 마지막을 보내게 해주고 싶다고 아들이 결단했습니다. 대부분의 일은 가족이 할 수 있으므로 몸을 청결하게 유지하는 일만을 도우미에게 부탁했다고 합니다.

주 3회, 매번 같은 도우미가 왔는데 눈치 빠른 도우미여서 환자가 부담 갖지 않고 목욕을 할 수 있었다고 합니다. 도우미를 몹시 마음에 들어 한 할머니는 어느 날 슬픈 표정으로 이렇게 말했습니다.

"당신에게는 정말 감사하고 있어요. 답례로 무언가 주고 싶지만 이런 몸으로는 이제 아무것도 해줄 수가 없네요."

그 말을 들은 도우미는 이렇게 대답했다고 합니다.

"아무것도 못하다니요? 그렇지 않아요. 그럼 제 부탁 하나만 들어주세요. 저는 제 생일에 한 명이라도 더 많은 사람에게 축하를 받으면 정말 행복한 기분이 들어요. 그러니까 제 생일에 축하한다고 말해주세요."

할머니는 "그걸로 괜찮겠어요?"라며 빙긋 미소를 지었다고 합니다. 도우미의 생일은 7월이었습니다. 이미 2월에, 다가올 봄꽃놀

이는 어려울 것이라고 주치의에게 여명 선고를 받고 퇴원한 할머니였는데, 기적같이 도우미의 생일날까지 살았다고 합니다. 그리고 "축하해요."라는 말을 전했지요.

그날 밤에 할머니는 세상을 떠났습니다. 마지막 한 마디가 "나 피곤하구나."였다고 합니다. 도우미는 울고 또 울었습니다. 생일날 밤에 말이죠.

사람이 사는 보람은 이렇게 죽을 때까지 지속된다고 생각합니다. '할 일이 있다'는 것은 곧 '최후까지 힘을 내어 사는 것'이라고 생각합니다. **치매 환자는 아무것도 모르는 사람이 아닙니다. 아는 사람입니다.** 최후까지 힘을 내어 사는 즐거움은 누구나 다 같을 것입니다.

14

그 환자는
어떻게 살아온
사람인가

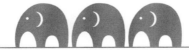

간병인의 생일 이야기를 들려주셔서 고맙습니다. 저도 모르게 눈물이 흘렀습니다. 그 간병인이 참 훌륭한 분이란 생각도 들었습니다. 말기암 할머니에게 가족도 친구도 아닌 그녀가 뜻밖에 사는 보람을 주어서 여명 선고보다도 반년이나 더 살게 했으니까요. 참으로 장한 일입니다. 생일 이야기가 아니었다면 분명히 여름까지 버티지 못했겠지요. 어떤 의사보다도 훌륭한 치료를 했다고 할 수 있습니다.

이 이야기를 듣고 근거중심주의와 서사중심주의에 관해 조금 적어보려고 합니다. EBM(Evidence-based Medicine)이란 의학적 근거(evidence)에 기반한 의료를 말합니다. 즉 의학 논문의 결론을 중시한 의료 행태를 뜻합니다. 의학 논문이란 의학잡지에 투고하고 심사를 통과해 게재가 허가된 것입니다. 통틀어 의학잡지라고는 하지만 그 안에는 매우 우수한 것부터 매우 질이 떨어지는 논문까지 다양하게 존재하고, 어떤 명제가 한 편의 의학 논문으로 해결될 리도 만무합니다. 여러 논문들의 결과만 집계해서 분석하는 것을 메타분석이라고 하는데, 이러한 종합적인 평가를 거쳐서 더 신뢰성 높은 자료를 각각의 의료 분야에서 근거로 채택하게 됩니다.

그러나 얼마 전의 STAP세포 소동[63]이나 디오반 사건[64]이 상징하듯 과학논문 그 자체에 대한 신빙성, 신뢰성이 최근 들어 크게 흔들리고 있습니다. '근거'는 95% 이상의 확률로 맞다고 판단되는 것입니다. 뒤집어 생각하면 5%는 틀렸을 가능성과 예외가 있을지도 모른다는 것이죠.

한편 NBM(Narrative-based Medicine)이란 서사(narrative)에 기반한 의료를 말합니다. 사람 그리고 질환의 배경에는 반드시 이야기, 즉 서사가 있습니다. '서사'란 말을 들으면 거창하다는 생각이 들지도 모르지만, 결국은 지금까지의 생활이나 삶 속에서 (때로는 본인도 눈치채지 못했던) 질환과 강한 인과관계가 있는 것을 찾아서 검증해 나가는 것입니다. 의사가 천천히, 확실하게 문진해보면 그것만으로 진단되는 경우도 많습니다. 이러한 문진은 근거를 적용하기 위한 준비라고 생각합니다.

옛날에는 경험(experience)밖에 없었습니다. 'Experience-based Medicine(경험중심의학)'이라는 또 다른 EBM뿐이었던 거죠. 하지만 그것의 전제로 상세한 문진이 있었습니다. 즉 그 시대에도 NBM 중시였던 것입니다. 원래 EBM(근거중심의학)이란 NBM을 포

---

63 STAP세포 소동: 필자(나가오 가즈히로)는 개인 블로그에서 처음부터 이 소동의 본질은 연구자 오보카타의 날조와 이권을 목적으로 한 경제 범죄와 연루된 것이라고 지적했다. 오보카타를 폄훼하지 말라는 사람들로 인해 필자의 블로그가 떠들썩했다. (2014년에 있었던 연구논문 조작 사건으로, 일본판 황우석 사건에 비유됨-편집자)
64 이 책 84쪽 각주 참조.

함하는 개념인데, 요즘 의료에서는 왠지 대립 개념처럼 사용되는 것 같아 안타깝습니다.

저는 치매 진료만큼 EBM과 NBM이 모두 필요한 분야는 없다고 생각합니다. 다른 질환도 마찬가지겠지만, 치매는 아직 과학적으로 해명되지 않은 부분이 너무 많아 미개척지라고 생각합니다.

현대 사회는 여러 가지로 EBM주의를 전제로 움직이게 됐습니다. 자료와 근거로써 의사 결정이 이루어집니다. 의료, 간호, 간병뿐 아니라 정치, 경제, 교육도 근거제일주의 시대입니다. 근거가 숫자로 실증되지 않으면 그 세계에서 인정받지 못합니다. 대학병원 의국제도에서는 예나 지금이나 EBM 지상주의입니다. 환자 쪽에서 하는 평가는 전혀 영향을 미치지 못합니다. 근거가 게재된 의학잡지의 영향력지수[65]로 모든 평가가 결정됩니다. 좋은 일인지 나쁜 일인지 모르겠지만 일반 서적은 그런 세계와는 상관없는 지점에 있습니다. 서점에 많이 진열되어 있는 일반인 대상의 의학 도서를 '근거'로 착각하는 분도 많은데, 일반 서적은 근거와는 관계없는 표현의 자유 안에서의 발언입니다.

'근거'란 과학을 논하기 위한 언어로 국내외의 의학잡지에 게재되지 않고서는 근거가 될 수 없습니다. 하지만 예를 들어, 어떤 약에 대한 자료 책임자나 심사를 하는 측이 해당 제약회사로부터 거액의 연구 자금을 제공받았다고 하면 어떨까요. 법적으로 문제

---

65 영향력지수(Impact Factor): 피인용지수라고도 하며, 어떤 학술지에 최근 2년간 게재된 논문이 특정 1년간 얼마나 자주 인용되었는지를 나타내는 척도. 의학전문지의 영향도를 나타낸다.

가 없더라도 자료 분석에 많든 적든 '편파적인 판단'이 들어갔을 가능성이 있습니다. 이것을 이해충돌[66]이라고 하는데 바로 연구자의 윤리에 관한 문제입니다. 이해충돌을 둘러싸고 앞으로 큰 논의가 벌어질 것입니다. 이러한 이해충돌이 있기 때문에 디오반 사건 같은 일이 일어나는 것입니다.

그런데 오늘날 일본에서 **치매 환자에게 필요한 것은 먼저 '서사'**, 즉 그 사람이 살아온 역사와 인생에 관심을 갖는 주치의의 존재입니다. 치매는 선진국 질환이고 의료와 간병 등 사회보장제도와 관련이 있으므로 제도를 활용하기 위해서도 주치의가 필요합니다.

주치의의 역할은 먼저 그 사람이 걸어온 인생과 가족과의 관계 같은 배경을 심도 있게 알아내는 것입니다. 그리고 현재 어떤 어려움이 있는지, 어떻게 생활하고 있는지를 구체적으로 끌어내서 파악하는 것입니다. 그리고 주변 사람들은 어떤 점을 곤란해 하는지를 알아냄으로써 병태를 조금씩 이해해갑니다.

이것은 분명히 NBM이지만, 앞서 언급한 현재의 의료 상황 때문에 어쩔 수 없이 경시되기 마련입니다. 의학이 '장기별 분류'를 지향하며 분화해온 탓도 있겠지요.[67] **왜냐하면 어떤 장기 하나만 보더라도 충분히 먹고살 수 있는 것이 전문의의 세계이기 때문입**

---

66 이해충돌(conflict of interest): 의학연구 세계에서는 제약회사 등과의 이해충돌을 항상 밝혀야 한다. 각 학회의 연구발표에서는 발표자가 반드시 '이 연구 및 논문에 이해충돌은 없습니다'라는 것을 표명해야 한다.

67 장기별 접근: 의료 전문분야화가 진행되면서 장기별로 전문의가 나누어진 체제로 진료를 행하는 것. 그 결과 인간 전체를 보는 종합의가 줄어들게 되었다고 알려져 있다.

니다. 예를 들어 소화기내과 의사는 내시경 결과 환자에게 위궤양이 있을 때 PPI라는 위산억제제를 투여해 헬리코박터균을 제균하면 전문의로서의 일은 만점입니다. 그 환자에게 당뇨병이 있든 췌장암이 숨겨져 있든 치매로 주변이 힘들어하든 그것은 소화기내과 전문의의 관할 밖이니까요.

그래서 '당신은 EBM과 NBM 중 어느 쪽을 중시하는가?'라고 저에게 묻는다면, 둘 다 중시한다고 할 수밖에 없습니다. 하지만 치매에서는 NBM이 차지하는 비율이 훨씬 커진다고 덧붙이겠습니다. 그러나 대학병원 등의 치매 전문의는 상당수가 EBM에 치우친 경향이 있습니다.

컵에 물이 반쯤 차 있는 것을 보고, '이런, 반밖에 없잖아!'라고 생각하는 사람과 '아직 반이나 남았네!'라고 생각하는 사람이 있다는 이야기를 들어보셨을 것입니다. 이 세계와 비슷한 점이 있는지도 모르겠습니다.

결국 치매가 진행함에 따라 '건강했을 때와 비교해 뇌 기능이 절반밖에 안 되네요!'라며 공격적으로 물을 채워넣는 전문의가 있는가 하면, '절반이나 남아 있으니, 이 절반의 기능을 잘 활용할 수 있게 하면 충분하지 않을까요'라고 가족에게 이야기하는 마을의사도 있습니다. 물론 사람에 따라 재량도 어느 정도 있겠지요. 그러나 이 '절반밖에'와 '절반이나'라는 사고의 차이는 매우 크다고 생각합니다. 또한 EBM과 NBM에 대해 논할 때 현장의 의료인으로서 매우 안타깝게 생각하는 것은, 그때까지 자택에서 살던 사람이 시설에 들어가는 순간 그 사람의 NBM이 사라져버리는 경우가 많다는 점입니다. 즉 그 사람이 어떻게 살아왔는지, 어떻게 살고 싶은지, 무엇이 좋고 무엇이 싫은지 하는 그 사람 나름의 사정이 무시되고 맙니다. 성별, 연령, 간병의 난이도로만 그 사람을 보게 되는 것이죠.

지난 번 곤도 과장님의 이야기에 적용해보면, 집에 있을 때는 어떤 역할이 있어서 사는 보람이 있습니다. 치매가 진행되더라도 아버지는 아버지, 어머니는 어머니, 남편은 남편, 부인은 부인, 직업도 마찬가지입니다. 그 역할을 빼앗기고 특색을 잃은 채 모두가 '환자분'이라고 불리고 마는 것은 비극이라고 생각합니다. 역할을 빼앗긴다는 것은 살아갈 의욕을 빼앗긴다는 것이며, 단번에 치매 증상이 악화될 위험도 안고 있습니다.

간병 직원의 차트에 병명, 약물, 활력 징후는 자세히 적혀 있겠지만, 가장 중요한 '서사' 부분은 거의 쓰여 있지 않아도 직원들이나 그 누구도 이를 개의치 않는다는 것이 안타깝습니다. 그렇기 때문에 저는 **간병 시설 직원들이야말로 EBM보다 NBM을 염두에 두었으면 좋겠습니다.**

돌봄 공무원의 편지

나가오 선생님이 "**치매는 도저히 예측할 수 없는 질병이다. 그렇기 때문에 흥미롭다.**"라는 영국인 의사의 말에 공감했다고 쓰셨는데, 바로 이 말씀이 전부가 아닐는지요? 제가 지금까지 쓴 것처럼, '돌봄(care)'은 경험을 쌓아가면서 선택지를 늘려 대응할 수밖에 없습니다. 이것과 영국인 의사의 말이 동일한 의미라고 생각합니다.

왜냐하면 답은 자기만 가지고 있는 게 아니고 그 답 또한 변화해가기 때문입니다. 간병하는 사람이 예측할 수 없는 일이 많습니다. 예측이 가능하다면 근거가 튼튼합니다. 하지만 치매의 경우 근거가 무너져간다는 생각이 드는 것은 어쩔 수가 없습니다. 치매는 애초에 근거라는 게 없을지도 모릅니다. 원래 같은 사람이더라도 때와 장소에 따라 대응이 달라져야 하는 것이 치매이니까요.

돌봄은 도제식 제도라고 생각할 때가 있습니다. 개별 돌봄일수록 의료처럼 특정 부분을 중점적으로 보는 것이 아니라 전체를 봐야 합니다. '혹시 마법을 쓴 것 아닌가' 하는 생각이 들 만큼 눈이 휘둥그레지는 간병의 달인을 만날 때가 있습니다. **말을 거는 타이밍, 거리를 두는 방법, 시선을 맞추는 방법** 등 정말로 절묘하게 대응하는 사람이 있더군요. 결코 따라 할 수 없는, '틈'을 파고드는 묘미가 있습니다. 어느 세계에나 천재적인 재능을 발휘하는 사람이 있죠.

의료에서의 재량이 그러하듯 돌봄에서의 재량도 매뉴얼화하는 것은 불가능하다고 생각합니다. 근거가 아니라 완전히 감각의 세계입니다. 그래서 치매 돌봄이 흥미로운 것이지요. 그리고 **아무리 노력해도 어떤 사람하고는 도저히 궁합이 맞지 않는 경우도 당연히 있습니다. 간병에도 궁합이 존재합니다.** 나가오 선생님도 아무래도 편하지 않은 환자가 내원하는 경우가 있으리라 생각합니다. 사람을 보지 않고 신체 장기만을 보는 의사는 알 수 없는 감각일 것입니다. 사실 알 필요조차 없겠지요.

간병의 달인은 궁합이 맞지 않으면 바로 바통 터치를 합니다.

'왜 포기하지?' 하는 의문이 들지도 모르지만, 간병인이 열심히 할수록 오히려 환자는 혼란스러워지고 싫은 감정만 남게 된다는 사실을 알기 때문입니다. 그렇기 때문에 만약 간병으로 힘들어하는 가족이 현재의 간병인이나 돌봄 담당자, 방문 간호사와 도저히 맞지 않는다고 하면 참을 필요가 없습니다. 참아서 좋을 일이 없죠. 담당을 바꿔달라고 신청하는 것이 가족이 할 일입니다. 중요한 것은 환자의 '안심'과 '즐거움'을 '지키는 것'입니다. 싫은 감정을 남기지 않았다면 다시 도전하는 것도 가능합니다.

다음은 전에 요시다 미치코[68] 씨에게 들은 이야기입니다.

도무지 간병과는 어울리지 않을 듯한 젊고 경박한(웃음) 남성 사회복지사가 있었다고 합니다. 눈치도 없고 근성도 없고 반응도 느린 데다 간병 기술도 별로였죠. 어느 부서에 가든 '쓸모없음'이란 딱지를 붙이고 다니던 청년을 당시 노인보건시설의 시설장이었던 요시다 씨가 받아들이면서 이런 조건을 내걸었다고 합니다.

"우리 시설에 목욕을 거부하는 할머니가 있는데 목욕시키는 데 성공하면 네가 계속 일할 수 있게 하겠다."[69]

잠시 후 간호부장이 "큰일 났습니다!" 하기에 현장에 가서 보니, 그 청년은 할머니와 탈의실에 있었습니다. 그는 할머니와 같이 옷을 벗고 있었습니다. 요시다 씨는 놀랐지만 거기서 주의를 주면 할머니의 목욕 거부가 더 심해질 거라고 생각해서 그냥 지켜보기로 했습니다.

그러자 할머니는 거부하지 않고 욕조에 들어갔습니다. 할머니는 알몸의 청년과 알몸으로 마주했습니다. 이제 몸을 씻을 차례였습니다. 평소 이 할머니는 팔에 힘이 없어서 무슨 일이든지 도움을 필요로 했는데, 웬걸 그때는 스스로 씻었다고 합니다. 그러고는 청년의 등을 밀어주었습니다! 그때까지 시설의 어떤 직원도 몰랐다고 합니다. 그 할머니에게 스스로 몸을 씻을 힘이 남아 있었을 뿐

---

68 요시다 미치코: 간호사, 비영리 법인 'May I help you'의 이사. 방문 간병인이라는 개념의 창시자로, 고령자의 간호 및 간병에 종사해왔다. '애쓰지 않는 간병 생활을 생각하는 모임'의 세미나 강사로도 활동 중이다.

69 목욕 거부: 치매 환자가 목욕을 거부해서 곤란하다고 하지만, 오히려 돌봄 방식에 문제가 있는 경우도 많다.

아니라 다른 사람을 도울 힘까지 있었다는 사실을 말이죠. 그렇게 무사히 목욕이 끝나고 수건으로 몸을 닦은 후 옷 입기까지 마쳤는가 싶더니, 두 사람은 탈의실 자판기에서 뽑은 캔맥주로 건배까지 하고서 기분 좋게 마시기 시작했습니다. 물론 할머니가 한턱 낸 것이었습니다. 취한 쪽은 청년이었고 할머니는 큰일(?)을 마친 그를 정성스럽게 재웠습니다.

당연한 말이지만, 이 에피소드에 '과학적 근거'는 없습니다. 또한 다른 사람들에게 가르칠 만한 일도 아닙니다. 다만 **두 사람 사이의 신기한 궁합으로 이루어진 돌봄**이라고 할 수 있을 것입니다. 청년은 아마 NBM이란 단어도 몰랐겠죠. 그렇더라도 이 이야기에는 사람과 사람 사이의 정말로 사람다운 관계가 들어 있습니다. 일말의 계산이라고는 들어 있지 않습니다. 하지만 훌륭했습니다. 그래서 **간병은 녹초가 되는 일이지만 재미있습니다.**

결국 그 청년은 직장에서 잘리지 않았습니다. 저 역시 경험이 쌓이면서 무심결에 익숙해진 간병이나 질환 지식에만 의존할 때가 있습니다. '어이쿠! 지금 머리로만 생각했구나. 안 되지 안 돼.' 그럴 때 이 이야기를 떠올리며 스스로를 바로잡곤 합니다.

15

방치하고
지켜보기

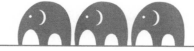

앞에서도 이야기했지만, 정신과 의사 우에다 사토시 선생이 『고치지 않아도 괜찮은 치매』라는 책(47쪽 각주 참조)을 펴낸 것은 의의가 크다고 생각합니다. 제가 그 책을 읽고 처음 느꼈던 점은 '치매는 낫게 할 수 없다. 하지만 의사이기 때문에 어떻게든 치료해야 한다는 심리적 속박에 나 스스로 갇혀 있었던 것은 아닌가?' 하는 것이었습니다.

우에다 선생의 주장은 '생활에 곤란을 주지 않는 치매는 그대로 두어도 문제없다, 고치려 하지 않아도 괜찮다'라는 것으로 매우 당연한 말이지만, 정신과 의사로서 발언하기에는 커다란 용기가 필요한 것이었습니다.

안데르센 동화 <벌거벗은 임금님>의 나라는 아니지만, **의사라는 인종은 까다로워서 외부에서 보면 지극히 당연한 것도 그렇다고 발언할 수 없을 때가 꽤 있습니다.** 저는 강연할 때 곧잘 "지금 이곳에 있는 분 중 절반은 암에 걸리고 적어도 삼분의 일은 치매에 걸립니다. 여러분은 둘 중 어느 쪽이 좋겠습니까?" 하고 사람들에게 묻곤 합니다. 대다수는 마치 남의 일인 양 웃습니다. 하지만 때때로 화를 내는 사람도 있습니다. "암이나 치매로 죽지 않도록 하는 것이 의사의 역할이잖아! 그런 방법을 들으려고 내가 강연회에 온 것이고, 이런 돌팔이!"

그럴 때는 '죄송합니다'라고 웃으면서 사과하는 방법밖에 없습니다. **사람이 죽을 확률은 100%입니다. 그런데 웬일인지 의사는 환자에게, 어떻게 하더라도 '당신은 죽습니다'라고 하면 안 되는 것 같습니다.** '죽지 않도록 노력합시다'라고 임종의 날까지 계속 말해주는 것이 자신의 사명이라 생각하는 것이 의사입니다.

이와 마찬가지로 '치매는 낫지 않습니다'라거나 '고치지 않아도 됩니다'라고 말하면 화를 내는 가족도 많습니다. 인간 사회란 이와 같이 속내와 겉치레를 잘 구분해 써야 하는 까다로운 곳입니다. 속내만으로 살아갈 수 있다면 참 좋을 텐데 하는 생각을 하곤 합니다. 그러다 깨달았습니다. '이제 너는 겉치레 따위는 내버려도 좋다. 지금까지 노력해왔으니까. 이제부터 죽는 그날까지 속내만으로 살아가도 괜찮아.'라고 신이 변덕스럽게 부여하는 것이 혹시 치매가 아닐까? (이런 말을 적으면 또 '의사가 돼가지고 말이야!' 하고 화를 낼지도 모르겠습니다.)

오늘도 외래로 '선생님, 어머니의 치매를 낫게 해주세요' 하는 심각한 얼굴로 찾아온 여성이 있었습니다. CT 결과 환자의 뇌 위축은 나이에 상응하는 정도였지만 MMSE는 10점, 중등도 알츠하이머병으로 진단했습니다. 정작 환자 본인은 온화하게 웃으며 저와의 대화를 즐겁게 이어 나갔습니다. 하지만 딸의 미간에는 깊은 주름이 자리 잡고 있었습니다. 안색도 어머니보다 나빴죠. 치료가 필요한 사람은 딸이라고 확신했지만 첫 만남에서는 결코 그런 말을 꺼낼 수 없습니다. 이렇게 **환자 본인은 행복해 보이는데 자식은 불행해 보이는** 경우를 자주 봅니다. 자식 세대는 당연히 치매의 진행 = 시설 입소라고 생각해 점차 시설을 찾아 나서게 됩니다. 실제로는 '고치지 않아도 됩니다. 지켜봐도 됩니다. 가족은 의미 없는 일에 힘쓰지 말고 곁에서 지켜봐주는 것만으로 충분합니다. 그쪽이 더 낫습니다.'라고 말해주고 싶습니다. 경우에 따라서는 **부모가 치매에 걸리면 함께 살지 않고 일정하게 거리를 두는 편이 서로 불행하지 않은 경우도 있습니다.** 그것이 시설을 선택하는 것일지라도 말이죠.

어제 오랜만에 고등학교 때 친구와 전화로 이야기를 나누었습니다. 아래는 그 친구의 어머니 이야기입니다.

84세가 된 친구의 어머니, 아이코 씨는 젊은 시절 남편과 사별하고 30년 가까이 아파트에서 혼자 살고 있습니다. 신장암, 심근경색 등의 병력이 있습니다. 그리고 수년 전 알츠하이머병이 발병했습니다. 기억장애가 주증상인 중심증상이 서서히 진행되었고 불안감도 더불어 심해져서 아들에게 빈번하게 전화를 걸게 되었습니다. '무릎이 아프다', '전자렌지가 고장난 것 같다', '너는 아직 결혼할 생각이 없느냐' 등 하루에도 몇 번씩 같은 내용의 전화를 했지만, 매번 처음 전화한 것 같은 말투였다고 합니다. 아들은 치매 전문의에게 진료를 받게 하려고 했지만, 어머니인 아이코 씨는 강하게 거부했습니다. 양쪽 무릎에 변형성 관절증도 있어서 요양보험에서 '요양보호 1등급' 판정을 받았다고 합니다. 하지만 주간보호 서비스 이용도 싫어해서 방문 요양사가 주 2회씩 방문했다고 합니다. 혼자 살고 있었으므로, 아들은 화재사고 등을 염려해 몇 군데 간병 시설을 찾아다녔습니다.

그러나 정작 환자 본인은 질병에 대한 자각이 전혀 없어 입소에 동의하지 않았습니다. 모자지간은 부자지간이나 모녀지간처럼 끝끝내 맞서기 어렵습니다. '나를 시설에 가두려고? 너한테 폐 끼치지 않을 테니 가만히 놔두라고! 물론 너랑 같이 살 일도 없으니 안심하고.'라는 말을 듣고, 아들은 할 수 없이 아이코 씨를 독거 자택에 '방치'하기로 결정했습니다.

젊을 때부터 사교적이고 활동적이었던 아이코 씨는 매일 저녁 외식과 주3회 노래방 동호회에 가는 것이 취미였다고 합니다. 오래 살아서 정든 마을에는 동년배 여자 친구도 몇 명 있었습니다. 그러나 병으로 몸 상태가 악화되면서 외출이 어려운 날이 계속되고 건망증 등의 증상도 조금 더 악화되는 것처럼 보였습니다.

그런데 3년쯤 전부터는 몸이 좋아져서 자유롭게 외출하고 이동할 수 있게 되었습니다. 아이코 씨는 매일 버스를 타고 가까운 번화가에 다니게 되었다고 합니다. 원래 집에서 밥을 지어 먹는 것을 별로 좋아하지 않아서 **요일별로 다니는 식당을 정해서 매번 다**

른 메뉴를 골랐다고 합니다. '365일 매일 외식?' 이런 편견을 갖는 사람도 있겠지만, 한 끼당 몇 천 원 정도 지출했기 때문에 자식들도 그대로 지켜봤다고 합니다. 어설프게 불을 사용해서 요리를 하는 것보다 안심되는 점도 있었으니까요.

요즘 유행하는 고령자를 위한 음식 배달 서비스보다 훨씬 더 좋다고 아이코 씨는 말합니다. 배달 서비스는 확실히 영양 면에 더 신경을 쓰겠지만, 음식은 식어 있고 싱거운 데다 좋아하는 것을 고를 수도 없습니다. **'먹고 싶은 것을 먹는 것이 사람에게 가장 즐거운 일이다!'**라는 게 그녀의 지론입니다.

외출이 자유로워진 지 3년째 되는 현재, 아이코 씨의 치매는 자식들도 놀랄 만큼 호전되었다고 합니다. **날짜는 전혀 모릅니다.** 일본 총리의 이름도 모릅니다. 자신의 나이도 잊어버렸습니다. 같은 물건을 여러 번 사기도 합니다. 하지만 오늘은 어떤 식당에서 무엇을 먹을지 하는 것은 분명히 알고 있어서 좋아하는 조림이나 생선구이를 남김없이 먹고 있습니다.

자택과 번화가를 연결하는 버스 정류장까지는 걸어서 20분이나 걸리지만, 이 또한 좋은 운동이 되고 있다고 합니다. 노래방 동호회에도 버스로 다닙니다. 때때로 길을 잃는다고 합니다. **'배회가 아니야, 잠시 미아가 됐을 뿐'**이라고 아이코 씨가 우겨대는 통에 미아라 하기로 했습니다.

제 친구는 이렇게 말했습니다.

"부모 자식에게는 저마다 가장 좋은 거리가 있다. 우리는 함께 살지 않는 게 서로 스트레스를 받지 않는 길이야. 그래도 전화는 매일 꼭 하고 있어. 아침 전화는 동생이, 밤 전화는 내가 말이지. 어머니가 전화를 받지 않으면 누군가 바로 보러 가는 것이 우리들의 유일한 약속이야. 이대로 계속 지내는 건 어려울 수 있겠지. 하지만 **어머니가 하고 싶어 하지 않는 일은 시키지 않는 것도 하나의 지켜보기 방식**이 아닐까? 나가오, 어머니를 방치하고 있는 나는 나쁜 아들일까?"

"아니, 효자라고 생각해. '방치하기'도 애정을 갖고 하고 있잖아."

라고 저는 대답했습니다. 아이코 씨는 '방치하기'란 간병 기법으로 전문의나 치매약 같은 특별한 치료 없이 현저히 좋아졌습니다. **굳이 말하자면 그녀가 하고 싶은 것을 주위에서 최대한 존중해 '방치하면서 지켜보는 것'뿐입니다.** 또한 매일 어느 정도 걷는 것도 좋은 효과를 가져왔을 것입니다. '고치지 않아도 되는 치매'란 바로 이 경우가 아닐까 생각합니다. 물론 치매에 걸리기 전의 성격에 따라서 다를 수 있지만, **환경이 받쳐준다면 방치하기로 치매가 개선되는 케이스**도 이렇게 존재합니다.

'고치지 않아도 된다 → 치매가 서서히 진행된다'가 아니라

'고치지 않아도 된다 → 오히려 좋아진다(?)'의 경우도 있다는 것입니다.

이런 이야기는 의학 교과서에는 절대 나오지 않습니다. 의사는

자신이 담당하는 치매 할머니, 할아버지에게 배울 수밖에 없습니다.

　덧붙여 미에대학 등의 연구에 따르면 노래방을 이용한 노래부르기 프로그램도 치매 환자에게 일을 실행할 수 있는 의욕과 주의 개선에 도움을 준다는 보고도 있습니다.[70] **'노래가 일본의 고령자를 건강하게 한다'**는 말처럼 좋은 보완 요법이라 생각합니다. 위마니튜드가 아닌 우타니튜드('우타'는 '노래'라는 뜻의 일본어-옮긴이). 어떤 가요의 노랫말처럼 '인간은 놀기 위해서 태어난 것'이지, 치료를 받으려고 태어난 것이 아닙니다.

70　치매 환자에게 노래방을 이용한 노래 요법을 반년 동안 시행한 결과, 일에 대한 의욕과 주의가 올라가는 등 좋은 결과를 얻었다.

방치하기 이야기 잘 들었습니다.

생활에 지장이 없다면 치료하지 않아도 될 뿐만 아니라 치매라 부르지 않아도 될 것 같습니다. 불편한 것이 아무것도 없는데 병명을 붙이면 오히려 그것 때문에 불편해지니까요. 불편한 것은 주위 사람이고 본인은 아무것도 불편하지 않다면 주위의 이해를 깊게 하는 쪽에 무게를 두는 것이 맞지 않을까요?

제가 지난번 편지에 썼던 '부모에게 억간산을 처방한 이야기'(28쪽 참조)도 역시 환자 본인이 아니라 주위를 평온하게 하기 위한 돌봄 이야기입니다. 주위가 피폐해지고 환자의 환경이 악화되면 환자에게 무언가 직접적인 대처를 하는 게 필요해지는 케이스도 있을 것입니다. 대부분의 경우 간병은 부정하는 것에서 시작하는 것이 아니라 어떻게 받아들일지에서 시작됩니다.

나가오 선생님이 감격한, 방치하고 지켜본 할머니 이야기는 실은 치매 돌봄의 성공 사례 중 자주 있는 이야기입니다. 다만 의료인과 전문가는 '어쩌다 그런 케이스도 있구나' 하는 선에서 멈춰야 합니다. 노래방 요법까지 포함해서 **매뉴얼화하지 않는 것이 중요합니다.** 한 사람 한 사람 다 다르니까요.

저는 이번에 할머니와 둘이서 목욕을 한 사회복지사 청년 이야기의 속편을 이어가 보겠습니다. 목욕 거부 할머니 문제를 잘 해결한 공으로 그는 다행히 해고되지 않았지만, 그 후 또 하나의 '사건'이 있었습니다.

목욕 거부 할머니가 아닌 다른 치매 여성이었는데 수집벽이 있었습니다. 수집벽에도 다양한 종류가 있습니다. 흔한 경우가 화장지 수집입니다. 시설 내 모든 화장실에서 화장지를 모으는 것이죠. 시설 직원들이 이런 상담을 저에게 해올 때면 저는 "화를 내거나 주의를 줘봤자 소용없어요. 그 사람 방을 화장지 창고라고 생각하면 되지 않겠어요? 본인이 아니라 주위에서 발상의 전환을 하는 것이 중요합니다."라고 알려줍니다.

수집벽 사례 중에는 재택 환자가 옆집의 작은 정원에서 돌이나 화단의 꽃을 모으는 경우(즉 마음대로 가져감)도 있습니다. 이렇게 되면 민폐를 끼치게 되므로 옆집에 상세한 설명과 함께 사과를 하고, 환자와 함께 산책을 나가거나 다른 물건에 주의를 기울이게 하는 등의 방법이 필요하게 됩니다.

아무튼 아까 그 청년은 목욕 거부 할머니 건으로 해고를 면한 후 시설장인 요시다 씨로부터 **'저 수집벽 할머니를 어떻게든 해보세요'**라는 난제를 다시금 부여받았습니다. 그 할머니는 특정한 물건이 아니라 눈에 들어오는 것, 신경 쓰이는 것은 손에 닿는 족족

방에 가져다 두는 타입이었습니다. 다른 이용자의 물건까지 바로 가져가버리기 때문에 매일 소란이 벌어졌습니다.

과제를 받은 그다음 날 청년은 앞치마를 들고 출근했다고 합니다. 그리고 그 앞치마를 할머니에게 입혔습니다. 자세히 보니 특이한 디자인이었다고 하네요. 청년이 어제까지 입었던 청바지 천이 다양한 크기의 주머니가 되어 앞치마에 꿰매어져 있었던 것입니다.

할머니는 대단히 기뻐했습니다. 이제까지는 주머니가 없어서 두 손이 물건으로 가득 차면 몇 번이나 방에다 가져다 두곤 했습니다. 이제 방에 갈 필요가 없어진 것이죠. 그런데 할머니의 수집벽은 얼마 되지 않아 진정되었습니다. 여러 개의 주머니 속에 무엇인가가 들어 있어서 그것을 만지면 안심할 수 있기 때문이었던 것 같습니다.

그 청년은 할머니의 수집벽을 다른 관점으로 생각했던 것입니다. **수집벽 때문에 곤란했던 것은 환자 본인이 아니라 주위 사람들이었을 겁니다. 하지만 이 경우 정말 곤란했던 것은 할머니였죠.** 손에 물건이 없으면 항상 불안했기 때문에, 청년은 할머니가 안심할 수 있도록 주머니를 달아주어 시설 내 곤란한 문제를 또한 건 해결할 수 있었습니다.

그런데 이 이야기에서 할머니의 증상이 개선되었다고 말할 수 있을까요?

나가오 선생님이 소개해준 방치하기 사례와 마찬가지로, 본인이 하고 싶은 것을 최대한 존중한 결과였습니다. 시설 간병에서 이런 일은 어렵습니다. 이쯤에서 우리가 진지하게 생각해봐야 하는 점은 **하고 싶은 것을 최대한으로 존중할 때의 위험**이 아닐는지요.

예를 들면 산책을 매우 좋아하는 치매 할아버지가 있다고 해보죠.

할아버지에게 장소에 대한 지남력장애[71]가 없다면 산책하는 것을 최대한 존중해야 합니다. 아무 문제도 일어나지 않겠죠. 하지만 만약 할아버지가 전측두엽 치매라고 한다면 위험을 생각해야만 합니다. 나갔다 돌아오는 데에는 문제가 없다 하더라도 사고를 방지하기 위해 지켜보는 것은 필요합니다.

또한 장소에 대한 지남력장애가 있다면 돌아오지 못할 수도 있어서 산책은 배회가 돼버리고 맙니다.

루이체 치매라면 잘못 보거나 환시(幻視)가 원인이 되어 사고를 당할 가능성도 있습니다. 어쨌든 지켜보는 것이 필요한데, 좀 더 자세하게는 지켜보기 위한 거리나 주의점이 달라집니다. 당연히 말을 거는 방식도 달라질 것입니다. 다만 가족은 여기까지 생각할 필요는 없다고 생각합니다. 단지 곁에 있어주는 것만으로 환자의 안심 정도가 달라지니까요. 즉 각각의 환자가 할 수 있는 것과 할 수 없는 것, 또한 환자가 알거나 모르는 것을 파악해서 위험에 대비해야 하는 것입니다. 이것이 돌봄입니다. 덧붙여서 여러 번 전화

---

71 지남력장애: 지남력이란 자신이 있는 장소, 시간, 상황을 파악하는 능력을 뜻한다. 여기에 장애가 생기면 미아가 되거나 자신의 목적지를 알지 못하게 되는 경우도 있다.

를 걸어오는 할머니에게 선수를 쳐서 이쪽에서 먼저 전화를 걸면 진정이 된다는 이야기도 많이 들었습니다. **'불안'을 '안심'으로 바꾸어 나가는 것**도 돌봄에서는 중요한 관점입니다.

핵심은 이것저것 생각만 하는 것이 아니라 생각이 미치면 시험을 해보는 것입니다. 그 아이디어가 환자에게 맞지 않는다면 다른 것으로 바꾸면 됩니다. **'고칠 것인가, 그대로 둘 것인가'**보다는 환자에게 **'맞는가, 맞지 않는가'를 찾아낼 것.** 저는 그 마음을 이 청년에게서 배웠습니다.

간병도
진화해간다

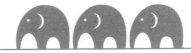

의사의 편지

곤도 과장님의 이번 편지를 읽고 '역시 간병은 센스가 중요하구나' 하는 것을 느꼈습니다. 확실히 **센스는 매뉴얼화할 수 없겠죠**. 센스를 매뉴얼화한다면 '나는 매뉴얼에 적힌 대로 하고 있는데 환자가 매뉴얼에 적힌 대로 반응을 하지 않아!'라고 현장에서 괜한 왜곡이 생기지나 않을지 걱정이 되긴 합니다. 간병뿐만 아니라 의료의 세계도 센스는 중요합니다. 예를 들어 고노 기법이 고노 선생의 센스로 만들어졌다는 것은 부정할 수 없죠.

현재 일본 거리에서는 제복을 입은 도우미나 돌봄 담당자가 자전거로 바삐 달리고 있습니다. 이것이 오늘날 일본의 풍경입니다. 어느 거리나 아침저녁으로 주간보호소의 미니버스가 몇 대씩 오고 가는 시대입니다. 차를 타고 있는 사람은 대부분 치매 환자입니다. 또한 특별양호시설이나 그룹홈에서도 많은 치매 환자가 생활하고 있습니다.

이에 호응해 간병직에 종사하는 사람도 늘고 있습니다. 고령자나 치매 환자의 증가가 새로운 고용을 창출한다는 측면도 있습니다. 치매와 관련된 **간병 사업은 향후 10년 동안 확실한 성장 산업입니다**(그래서 수상한 기업도 뛰어들고 있으므로 주의가 필요합니다만).

　이와 같은 성장 산업 안에서 인간 중심 돌봄이나 위마니튀드, 고노 기법이란 용어를 알고 있는 간병 직원이 과연 얼마나 있을는지요? 제가 방문한 여러 시설에서 간병 직원들에게 질문을 해봤습니다. '알고 있다'고 대답한 사람은 거의 없었습니다. '들어본 것 같기는 하다'란 사람이 몇 명 있는 정도였습니다. 간호사나 의사에게 같은 질문을 했을 때에도 비슷했습니다. 제가 몇 권의 책에서 다룬 적이 있는 '평온사'와 비슷한 지명도였습니다. 꽤 열심히 책을 쓰고 있다고 생각하는데 외부 기관이나 저희 병원 외래에서도 제가 책을 쓰고 있다는 사실은 거의 모르더군요. 가장 읽어줬으면 하는 사람들이 책의 존재를 전혀 모르고 흥미를 가지지 않는다는 사실을 눈으로 확인하니 무력감에 휩싸이게 됩니다. 하지만 이에 굴하지 않고 열심히 책 쓰기를 계속하는 수밖에 없겠죠.

　저는 다들 어떤 교과서를 가지고 치매 진료를 하고 있을까 하는 의문을 다시 품게 되었습니다. 아마 대다수의 의사가 옛날 정신과 교과서나 제약회사 주최의 강연회 아니면 제약회사의 의약정보 담당자[72]에게서 치매 질환과 약에 대한 정보를 얻고 있을 것입니다.

　물론 젊은 의사들은 그 밖에도 인터넷을 통해 자유롭게 강연

---

72 의약정보 담당자(Medical Representative, MR): 자사 제품을 보급하기 위해 의약품에 관한 정보를 의료 관계자들에게 제공하는 일을 한다.

을 들을 수 있는 편리한 환경에 있을 것입니다. 어느 쪽이든 치매 진료에 관한 최신 정보의 발신지가 제약회사에 치우쳐 있다는 느낌이 듭니다. 최근에는 너무 편중된 것이 아닌가 하는 생각을 합니다. 앞에서도 썼지만 '만남의 장' 같은 곳에서 간병 가족의 살아 있는 목소리를 들을 수 있는 기회가 거의 없습니다. 환자 본인의 목소리를 들을 수 있는 기회는 더군다나 없지요.

이것이 암 의료와 치매 의료의 다른 점입니다. 암 의료에서는 환자 자신이 블로그나 책으로 '항암제 치료 시 이런 힘든 점이 있었다'라고 말할 수 있습니다. 그러나 치매 환자는 스스로 '나는 아리셉트로 이렇게 되었습니다'라고 말할 수 없죠. **정보를 줄 수 있는 사람은 가족밖에 없습니다. 그만큼 가족의 소리를 중요하게 받아들여야 하는 것이 치매 의료의 특성이라 생각합니다.**

극단적으로 이야기하면, **치매 돌봄에서는 EBM보다도 가족의 목소리가 근거로서 더 수준이 높을지도 모릅니다.** 또는 그와 같은 경험(experience)을 포함한 정보를 전체적으로 판단해가는 것이 중요하다고 생각합니다.

그러나 살아 있는 것, 웃는 일에 근거 같은 건 상관없습니다.

그때의 분위기만이 중요합니다. 실은 이런 특수한 감각(센스)을 이해할 수 있는 의사만이 치매 진료를 허가받을 수 있어야 하는 게 아닐까 생각됩니다. 게다가 간병 직원은 가까운 의료인의 태도를 본보기로 삼으려고 합니다. 의료의 좋은 점만 보면 좋겠지만 나쁜 것도 물론 보게 됩니다.

'치매 = 약'이 아니라는 것은 여러 번 이야기했습니다. 간병 직원이야말로 약에 의존하지 않고 돌봄을 행하는 방향을 지향했으면 합니다. **의료인을 흉내 내는 게 간병인이 할 일은 아니니까요.** 그리하여 우선은 의사와 약을 의심했으면 합니다. 오진이나 약의 부작용을 찾을 수 있는 기회가 의사보다는 간병인 쪽에 훨씬 많기 때문입니다.

이전에 재택 진료를 하던 치매 환자의 간병 도우미로부터 전화를 받았습니다. "선생님, 도우미 ○○입니다. 맥박이 30밖에 안 됩니다. 혹시 치매약의 부작용 아닐까요?" "지난주부터 약을 증량했었죠?" 서둘러 왕진을 가서 심전도를 찍어보니 고도 방실차단으로 페이스메이커 적응이라 생각했습니다.[73] 하지만 이 환자는 85세의 고령이고 가족도 입원을 희망하지 않았습니다. 그래서 일단 치매약을 중단해봤습니다. 그러자 2일 후에는 서맥[74]이 개선되었습니다. 이 도우미가 의심했던 것처럼 극단적인 서맥은 아마 치매약의 부작용이었을 것입니다. 도우미가 위기일발의 상황에서 알려준 덕분에 환자를 구할 수 있었습니다.

저는 현재 대만에서 이 편지를 쓰고 있습니다. 대만에서 몇 개

---

73 고도 방실차단(High grade AV block): 방실차단이란 심장의 전기적 흥분이 심방에서 심실로 전달되는 과정에 장애가 생긴 것을 말한다. 심방보다 늦은 리듬으로 심실이 독자적으로 박동하기 때문에 서맥이 된다.
페이스메이커 적응: 고도 방실차단은 실신 발작이나 돌연사로 이어질 수 있는 매우 위험한 상태이므로, 서둘러 페이스메이커(인공 심박동기)를 이식할 필요가 있다.

74 서맥: 맥이 늦게 뛰는 부정맥. 뇌에 필요한 혈액을 보낼 수 없게 되므로 어지럼증이나 비틀거림, 기억력 저하 등이 발생한다.

의 강연과 취재를 요청받았기 때문입니다. 대만은 아시아에서 유일하게 '안녕완화의료조례'라는 이른바 존엄사 법안이 있는 나라입니다.[75] 이런 인연으로 제 책도 몇 권인가 번역되어 서점에 있습니다. 내가 쓴 책인데 뭐라고 써 있는지 읽을 수 없다는 것은 왠지 답답하면서도 신기한 느낌입니다.

어젯밤에는 타이페이 백화점에서 휠체어를 반대로 해서 밀고 가는 여성을 보았습니다. 휠체어에는 치매인 듯한 할머니가 타고 있었습니다. 딸이 어머니의 얼굴을 보면서 휠체어를 미는 것이었습니다. 그 휠체어는 반대 방향으로 밀 수 있도록 약간 개조된 상태였습니다. 그러고 보니 옛날에는 어머니가 아이를 업고 다녔었죠. 그러나 지금은 대부분의 어머니가 아기띠를 하고 아이를 앞으로 안고 다니죠.

이러한 '얼굴 보고 안기' 쪽이 아기 얼굴을 볼 수 있어서 좋은 것 같습니다. 치매가 아기로 돌아가는 것이라면, 휠체어도 이렇게 반대 방향으로 미는 것이 좋을지도 모르겠습니다. 얼굴을 보면서 미는 것이 치매 환자의 웃는 얼굴을 보기에 괜찮지 않을까란 생각을 하게 되었습니다. 사람이 붐비는 백화점에서 눈이 확 트이는 깨달음을 얻었습니다. 지금까지의 상식을 의심하지 않은 채 단지 답습만 해서는 간병이 진화할 수 없다고 생각합니다.

치매 의료도 치매 간병도 긴 안목으로 보면 아직은 여명기라고

---

75 안녕완화의료조례: 대만에서는 예전부터 말기 환자 모두에게 심장마사지와 인공호흡기 장착이 의무화되어 있었다. 그런데 그것이 인간의 존엄을 해치고 있다고 자오커스 교수가 존엄사의 법제화를 주장해 2000년에 입법되었다.

할 수 있을 것입니다. 분명히 새로운 발견이 잔뜩 나올 것입니다. 이런 생각을 하면 저도 마을의사를 오래오래 하고 싶습니다.

"여보세요, 곤도 씨 뭐하고 있어요?"

약간 쉰 듯한 목소리로 적어도 주 1회, 많을 때는 주 10회 정도 통화하는 사람이 있습니다. 제 아내하고보다도 더 많은 통화를 하는 이 여성은 마쓰야마 시에서 탁노소(託老所) 즉 데이케어인 '안키'를 운영하는 나가야 아케미 씨입니다. 제게는 둘도 없는 동지이고 친구이며 상담 상대이기도 합니다.[76]

또한 제가 지역에서 운영자를 맡고 있는 '후키다마리'(원래는 '바람에 날리어 눈이나 나뭇잎이 쌓이는 곳'이라는 뜻으로, '평소에 고맙다고 말할 수 있는 모임'의 머리글자를 모은 말-옮긴이)란 그룹의 멤버이고, 일본의 전후 베이비붐 세대인 단카이 세대의 세미나 '늙는 법, 죽는 법,

---

76 탁노소: 가정집을 이용해 노인을 맡아주는 집과 같은 시설을 '탁노소'라고 한다.
　　탁노소 '안키'(安気): 나가야 아케미가 1997년 에히메 현에서 처음으로 설립한 탁노소. 나무 향이 상쾌한 여관과 같은 한 채의 건물이다. '어떤 어르신이라도 당연히 자기답게 평소의 생활을 이어갈 수 있는 장소, 그리고 나 자신도 여기라면 들어가고 싶고 여기라면 마음 편히 눈 감을 수 있는 장소. 그런 장소로 만들고 싶었습니다.'라는 나가야의 생각이 구석구석 스며들어 있다. 나가야 아케미는 '지역 사회에서 지지해주지 않으면 재택 임종을 맞이할 수 없다'는 생각에서 '안키'를 설립했다.

유대하는 법'의 파트너이기도 합니다.

나가오 선생님과도 몇 차례 강연회 등에서 만난 적이 있는 분이니 잘 알고 계시리라 생각합니다만, 나가야 씨는 치매 돌봄으로는 에히메 현은 물론 전국적으로도 알 만한 사람은 다 아는 존재입니다.

그녀의 날카로운 관찰력과 뛰어난 발상은 제가 '돌봄은 도제식 제도다'라고 말하게 된 까닭이 되었습니다. 그녀의 돌봄 방식은 가르쳐서 할 수 있는 것도 아니고 가르칠 수도 없습니다. 확실히 센스가 중요합니다. 무엇이 튀어나올지 모릅니다. 그런데도 개개인에 대해서는 매우 섬세합니다. 곁에서 보고 있으면 그녀의 말 거는 방식이나 대화 방식은 경험으로 체득하는 방법밖에 없다는 생각이 듭니다.

나가야 씨는 '**보고 있지만 보지 않는 척하면서, 그러면서도 확실히 돌보는 것이 중요하다**'고 말합니다. 그러면 '기다림'이 가능해집니다. 하지만 나가야 씨는 이렇게도 단언합니다.

"치매 돌봄은 감성만으로는 안 됩니다. 확실한 근거에 기반한 돌봄이어야만 합니다."

이러한 생각에 따라 저희는 2년 전에 행동관찰방식, AOS(68쪽 참조)를 시설에 도입했습니다. 직원의 의식 개혁을 꾀함과 동시에 가족과 시설을 연계하는 도구로 활용할 목적이었습니다. 그리고 앞에서도 잠시 이야기한 적이 있는 포스트잇 방식을 개발하게 되었습니다.

직원들이 치매 환자의 뇌 활동을 좀 더 잘 이해할 수 있기를 바라는 마음에서였습니다. 그에 따라 직원들은 더욱 구체적으로 있는 그대로 관찰할 수 있게 되었습니다. 그리고 '**할 수 없음을 지켜본다**'에서 '**할 수 있음을 찾아낸다**'의 관점으로 옮겨가는 데 성공했습니다. 포스트잇 방식이란 뇌 그림에 AOS 설문 항목을 붙인 그림을 확대 복사해서 직원들이 볼 수 있는 곳에 게시해두는 것입니다. 이 그림에다가 돌봄 과정 속에서 발견한 것과 환자의 언행을 포스트잇에 적어 직원이 생각하는 '뇌의 문제 영역'에 착착 붙여가는 것입니다. 나가야 씨는 이렇게 말합니다.

"나중에 써야지 하면 잊어버리게 된다. 발견한 즉시 적어서 정리할 수 있는 방법이 없을까 고민하던 중 포스트잇에 도달했다."

"현장의 부담은 최대한 줄이는 편이 좋다. 현장에서 간병하면서 이해를 깊게 하는 것이 중요하다. 그런 의미에서는 **AOS 도입과 포스트잇 방식이 현장 활용에는 최적**이라 생각한다."

포스트잇에는 사투리도 그대로 적습니다. 여기서도 나가야 씨의 섬세함이 보입니다. 나가야 씨는 '단어나 표현을 환자가 말한 그대로 적음으로써 그 사람의 생각이 더 잘 전해지기 때문'이라고 말합니다. 확실히 포스트잇을 읽으면 그때의 정경이 보이는 것 같습니다.

포스트잇 방식이란?
치매 환자가 말한 것을 그대로 포스트잇 같은 붙임쪽지에 메모해서 뇌의 문제 영역에 착착 붙여가는 것으로, 치매 환자에 대한 직원들의 이해를 깊게 할 수 있다.

중요한 것은 구체적으로 본다는 점입니다. 실제로 AOS를 도입하기 이전 해에 저희 '후키다마리' 연수에서는 '그 사람다움을 지지한다'란 테마로 심화 학습을 한 적이 있습니다.

"'그 사람다움'이 뭐지? '지지한다'라는 건 도대체 뭐야?" 하는 참가자들의 질문이 많았습니다. 자기 자신이어도 괜찮으니 누군가의 이미지를 떠올려 '~다움'을 느꼈던 사건을 포스트잇에 적도록 했습니다.

'지지한다'도 마찬가지입니다. "어떤 순간에 '지지한다'는 생각이 들었습니까?"란 질문을 하고 역시 포스트잇에 적도록 했습니다. 이를 그룹 과제로 해서 큰 종이에 나란히 붙여서 정리하도록 했고, '그 사람다움의 내용', '지지의 내용'을 각각 논의해서 발표하도록 했습니다.

'그 사람다움'에서는 '웃는 얼굴이 멋지다', '노래를 좋아한다' 등이 나왔습니다. '지지한다'를 느낀 순간에는 '고맙다는 말을 들었을 때' 등이 있었습니다. 거기서 저희는 이렇게 말했습니다.

"웃는 얼굴? 어떻게 웃던가요? 언제 웃었죠? 웃음소리도 냈나요? 이것만으로는 전혀 전해지지 않습니다. 더욱 더 구체적으로 그 정경을 알 수 있도록 적어주세요." 또한 "고맙다는 말을 들었다고요? 당신이 지지를 받고 있는 것인가요? 확실히 적어주세요." 등 자세히 주문을 했습니다.

이런 연수를 통해 '구체적으로 본다'는 것이 어떻게 하는 것인지를 배울 수 있도록 했습니다. 또한 '지지한다'가 '할 수 없는 일을 도와주는 것만이 아니다'라는 것을 느끼게 해주었습니다. 결국 '단어나 표현을 말한 그대로 적는 게 좋다'는 것이죠.

이렇게 나가야 씨와 저는 **'감성의 간병'에서 '근거 있는 간병'으로 진화하기 시작한 상태입니다.** 이를 위해서는 관찰력을 더 높일 필요가 있습니다. 경험의 축적이 대전제겠죠. 그리고 무엇보다도 이런 활동이 중요하다는 것을 느낄 수 있는 직원을 한 명이라도 더 늘리는 것. 확실히 귀찮은 작업이지만 이 일이 좋지 않았다면 애초에 이토록 오래 해오지도 않았을 것입니다. 그러므로 '안키'처럼 의욕 있는 사람들이 있는 곳에서 정보의 발신을 시작할 수밖에 없는 것입니다.

또한 AOS에 국한하지 않고 전국에 있는 많은 돌봄의 달인들로 네트워크를 넓혀 경험을 축적하고 있습니다. 앞으로 의료와 간병이 각각 진화함으로써 그 연계에 더욱 박차를 가하지 않을까 생각합니다. 이를 위해서도 현장의 관찰력을 더 높이는 것이 중요한 명제라 생각합니다. 그때 나가오 선생님이 의료 쪽에서는 확실히 정보를 받아주시기 바랍니다.

치매와 싸우지 마세요! 치매를 두려워하지 마세요!

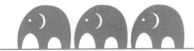

의사의 편지

30년 전 처음 의사가 될 때에는 제가 치매에 대해 이렇게 자세히 적고 있을 거라고는 꿈에도 상상하지 못했습니다. 아니, 제 자신이 아저씨가 될지도 몰랐죠.

얼마 전 왕진을 갔다가 환자가 보고 있던 TV 가요 방송에서 '내가 아줌마가 되더라도'란 옛날 히트곡을 모리타카 치사토가 부르는 것을 보았습니다. 그 집의 60세 여성 환자는 차를 마시면서 "우와! 모리타카 치사토도 아줌마가 되었구나. 가엽게도 눈가에 주름진 거 좀 봐." 하고 말했습니다. 그래서 제가 "댁이 그런 말을 할 번지수야(웃음)? 모리타카는 여전히 미인이야. 열심히 하고 있네."라고 생각없이 말했다가, "나가오 선생님 성희롱 의사구먼!"이라며 혼이 났습니다.

그 노래의 2절 가사인 '내가 아줌마가 된다면 당신은 아저씨예요. 멋들어지게 말해도 배가 나와 있어요.'를 모리타카가 불렀을 때 저도 모르게 제 배를 보고 말았습니다. 그 여성 환자도 56세의 제 배를 가만히 보고 있었죠. 돌아오는 차 안에서 무심코 그 노래를 개사해서 흥얼거렸습니다.

'내가 치매에 걸리면 주치의도 치매. 잘난 척 이야기해도 약을 잘못 처방했네요.'

모리타카가 이렇게 불러주지 않을까요(웃음).

20년 넘게 마을의사를 하노라면 오랜 세월 함께한 환자가 조금씩 치매가 되어가는 모습을 볼 수밖에 없습니다. 그리고 저 역시 분명히 현재 진행형으로 치매가 되어가고 있는 것을 실감합니다. 아마가사키란 마을에서 20년이란 긴 세월 동안 관찰 연구를 하고 있는 것과 마찬가지입니다. 건강하게 일하던 60대가 문득 정신 차리고 보니 80대 중반이 되어 어엿한(?) 치매로서 간병을 필요로 하는, 극히 대조적인 모습을 지켜보는 처지가 되었습니다.

정말 몇 백 케이스나 보아왔습니다. 천천히 아주 천천히 치매가 되어갑니다.

특히 **당뇨병 환자와 흡연자가 요주의 인물**이죠.

이런 조건의 남성이 화를 자주 내게 되면 먼저 치매를 의심합니다. 여성이라면 병원 내원 간격이 뜨거나 처방받은 약이 부족하다며 당황하기 시작하면 역시 치매를 의심합니다. **치매인가, 하는 생각이 들면 5년 후에는 어엿한 치매가 됩니다.** 그리고 10년 후에는 재택 요양을 하는 사람이 반드시 나옵니다. 이렇게 외래에서도 재택에서도 하루하루 치매와 대치하고 있습니다.

지난번 대만 여행에서 길을 걷다가 느낀 것이 있습니다.

대만은 도시 지역에서도 대로 안쪽으로 들어가면 전쟁 뒤 얼마 지나지 않았을 때의 일본을 보는 듯한 좁은 골목이 많이 남아 있습니다. 어느 집이나 대문이 열려 있어 밖에서 방 안까지 다 보입니다. 집 앞에는 할아버지들끼리 느긋하게 바둑을 두거나 낮부터 술을 마시기도 하고 이야기꽃을 피우는 사람들도 있습니다. 그 옆에서 태극권을 하는 할머니도 있습니다. 그런 가운데 멍한 상태의 치매 노인도 섞여서 앉아 있습니다. 상당히 중증으로 보이는 할머니가 웅얼웅얼하며 어슬렁거리는 광경도 낯설지 않습니다. 그래도 골목에서는 누구나 다 아는 사람이어서 안심할 수 있겠죠. 헤매더라도 누군가 데려다줄 것입니다.

　마치 제가 어렸을 때 봤던 마을의 풍경 같았습니다. 이른바 나가야 문화[77]라고 할 수 있을 겁니다. 나가야에 치매 노인이 한두 명 있더라도 '뭐 어때?' 하는 느낌이었을 뿐입니다. 이번에 함께 여행을 했던 마루 짱(마루오 타에코)은 노점에서 산 열대 과일 리치와 망고를 달게 먹으면서 걷다가 이렇게 말했습니다(가까이에서 보면 마루 짱이 배회하는 것처럼 보일지도).

　"여기라면 안심하고 치매에 걸릴 수 있겠네. 부럽다…."

　나가야 문화, 그건 치매 노인이 편안히 지낼 수 있는 곳이었습니다. '병원에 데려가, 시설에 데려가' 하는 이야기가 나올 리 없는 곳이었습니다. 도시 개발에 눈뜬 대만이지만, 부디 이런 인간다운

---

77 나가야 문화: 나가야란 에도시대 마을에 많이 있었던, 단층집이 밀집된 형태를 말한다. 각 집의 현관을 열면 바로 부엌이 있고 방도 좁아서, 도로에서도 모든 것이 다 보였다. 그 때문에 이웃집들과의 교류도 자연히 깊어진다. 그런 나가야 문화에 얽힌, 인정과 관련된 이야기가 고전 민담에 많이 남아 있다.

온기가 있는 문화를 잃지 않기를 바라 마지않습니다.

도시화와 치매 환자의 현재화(顯在化: 겉으로 나타남)는 어딘가 호응이 되는 것처럼 느껴집니다. 일부러 '지켜보기'를 말하지 않아도 자연스럽게 지켜봐주던 게 옛날 일본의 나가야 문화였습니다. **치매가 늘고 있는 것은 사실입니다. 그럼 옛날에는 치매 환자가 없었을까요? 있을 만큼 있었을 것입니다. 시민이 의식하지 못했을 따름입니다.**

서구인은 일본인보다 치매를 훨씬 두려워합니다. 자신이 자신이 아니게 된다고 느끼기 때문일 것입니다. '자기 결정을 할 수 있어야 개인'이라는 사고방식이니까요. 만약 자기 결정을 할 수 없게 된다면 자기가 아니고 인간도 아니다, 이런 느낌일까요? 이러한 서양의 발상이 일본에까지 전파된 것 같아 위화감이 느껴집니다. 자기 결정을 할 수 없다고 해서 인간이 아닌 것은 절대 아닙니다. **인간은 누구나 자기 결정을 할 수 없는 모습으로 태어나 또한 자기 결정을 할 수 없는 모습으로 돌아가 세상을 떠납니다.**

원래 일본인은 '자기 결정을 좋다고 치지 않는 문화'였습니다.

지금은 인생의 마지막 단계에 이르러 의료에서까지 자기 결정을 하는 사람은 겨우 몇 퍼센트밖에 안 되는 것이 현실입니다.[78] 자신의 목숨조차 다른 사람에게 맡기는 것입니다. 그럼 누가 결정을 하는지 생각해보면 대부분은 가족입니다. 그 나머지는 의사가 결

---

78 필자(나가오)가 부이사장을 맡고 있는 일본존엄사협회의 회원은 현재 12만 명 정도이다. 이것을 일본 인구로 나누면 겨우 0.1%에 불과하다.

정하고 있습니다. 가족의 권한이 매우 강한 것이 일본의 큰 특징입니다.

설령 치매라도 가족이 잘 보살펴줄 거라는 생각이 일본인의 심층 심리일 것입니다. 흑이냐 백이냐 하는 이원론이 아니라 그저 모호한 대로 둔다, 이런 게 미덕으로 여겨지는 것이 일본의 '와(和)' 문화입니다. 제가 좋아하는 '중용'이라는 사고방식으로도 이어집니다. 물론 가족에 의한 이 같은 말기의료 대리제도는 당연히 좋은 면도 있고 나쁜 면도 있습니다. 앞으로 일본은 이런 '대리인 제도'[79]가 큰 과제라고 생각합니다.

그럼 치매에 걸렸을 때 서구와 일본 중 어느 쪽이 더 행복할까요? 저는 일본이라고 생각합니다. 자기 결정을 하지 않는 문화인 일본이 치매를 허용할 수 있는 밑바탕이 다져져 있다고 생각합니다. 앞에서 대만 식 나가야 문화에 대해 적었는데, 일본에서도 지금 오키나와 현 오오무타 시를 비롯해 '배회해도 괜찮은 마을 만들기'가 전국 각지에서 이루어지고 있습니다. 이것은 커다란 희망입니다.

배회해도 괜찮은 마을 만들기
오오무타 시에서는 배회 행방불명자를 빠르고 안전하게 발견하기 위해 '배회 SOS 네트워크'를 만들었다. 지역 시민들에게 치매 환자에게 말을 걸거나 지켜봐주는 방법을 계몽하는 등, 치매 환자가 안심하고 살 수 있는 마을 만들기를 진행하고 있고 이를 전국으로 확대해가고 있다.

79 대리인 제도: 자신이 불치 또는 말기 상태가 됐을 때 연명치료를 원하지 않는다는 의사 표시(living will, 생전유서)를 했더라도, 치매에 걸려 그 의사 확인이 불가능해지는 경우도 당연히 생긴다. 필자(나가오)는 이 의사 확인을 대행해주는 대리인을 정해야 한다고 주장하고 있다. 현재 일본의 '성년후견제도'에는 이런 내용이 들어 있지 않다.

게다가 '만남의 장 사쿠라 짱'과 같은 간병인을 지지하는 자원봉사 단체나 치매 가족을 위한 '만남의 장'도 전국 각지로 퍼져 나가고 있습니다. 그리고 곤도 과장님처럼 정말로 마을을 좋게 만들고자 하는 생각을 지닌 공무원이 늘고 있는 것도… 때는 점점 무르익고 있습니다.

저는 치매에 걸릴 때까지 오래 살고 싶습니다. 이는 남성에게는 꽤 높은 허들입니다. 대부분은 그 전에 죽기 때문이죠. 요양 시설에 들어가면 기력이 있는 사람은 여성들뿐입니다. 그래서 남자는 하렘(이슬람교 국가에서 부인들이 거처하는 방-편집자) 상황을 맛볼 수 있습니다. 지금까지 한 번도 인기남이었던 적이 없던 남성일지라도 힘내서 80세까지 살아봅시다. 시설에 들어가면 남자가 적으니 반드시 인기가 있을 것입니다.

농담은 여기까지 하고, 돌이켜보면 의료와 간병 환경이 최근 2~3년 내 크게 정비되었습니다. 한편으로 치료하지 않아도 괜찮은 치매는 '방치하기'로 족하다는 것을 다시 한 번 이야기해둡니다. 역설적으로 **'의료가 원인인 병'이나 '간병이 원인인 병'이 치매에 상상 이상으로 많이 들어 있다는 것을** 잊지 않았으면 합니다. 고노 기법의 고노 선생이나 '고치지 않아도 되는 치매'의 우에다 선생처럼 치매 의료의 불편한 진실을 소리 높여 말할 수 있는 용기 있는 의사가 계속 나타나길 바랍니다.

물론 저도 들개처럼 앞으로도 크게 짖도록 하겠습니다.

치매를 너무 어렵게 생각하지 마세요.

치매를 너무 두려워하지 마세요.

어떻게든 됩니다, 분명히.

이 말을 한 명이라도 더 많은 사람에게 전달하고 싶어 이 왕복 편지를 계속 써온 것 같습니다.

환자 여러분, 치매를 두려워하지 마세요!

가족 여러분, 치매와 싸우지 마세요!

이렇게 말하고 싶습니다.

곤도 과장님과의 왕복 편지가 어느새 17회나 지속되었습니다. 그러고 보니 최근에 읽고 있는 책에 '일본의 헌법 따위, 실제로는 쇼토쿠 태자의 17조 헌법으로 충분한 것 아닌가' 하는 말이 있었습니다. '복잡하게 적으면 실제로 복잡해지니까 기본으로 돌아가면 어떨까?'라는 것이죠. 그래서 쇼토쿠 태자[80]의 17조 헌법을 다시 한 번 읽어봤는데, 치매 돌봄에도 그대로 적용해서 말할 수 있을 것 같습니다. 그래서 우리의 왕복 서한도 이 17회를 마지막으로 하면 어떨까 합니다.

치매 의료와 돌봄에 관해 이상한 공무원과 이상한 의사가 종횡무진으로 하고 싶은 말을 다해본 일은 이제껏 없었을 것입니다. 쇼토쿠 태자의 말을 빌려 펜을 놓겠습니다.

간병과 의료는 '와(和)의 마음'으로 한다.

감사합니다.

---

80 쇼토쿠 태자(574~622): 일본 아스카 문화를 꽃피운 인물.

17조 헌법 (현대어 번역)

돌봄 공무원 곤도 과장님께,

여기에 나오는 '관리(공무원)'를
저는 '의사'로 바꿔서 읽었습니다.

나가오 드림

제1조　다른 사람과 싸우지 말고, 와(和)를 소중히 하라.

제2조　삼보(석가, 그 가르침, 승려)를 깊이 존경하고 존중해, 예를 다하라.

제3조　천황의 명령에는 반발하지 말고, 얌전히 듣도록 하라.

제4조　관리들은 예의 바르게 하라.

제5조　정도에서 벗어난 마음을 버리고, 공평한 태도로 재판을 하라.

제6조　나쁜 일은 벌하고, 좋은 일은 권장하라.

제7조　일은 그 역할에 맞는 사람이 하도록 하라.

제8조　관리는 태만하지 말고, 아침 일찍부터 밤 늦게까지 열심히 일하라.

제9조　서로 의심하지 말고, 믿도록 하라.

제10조　다른 사람과 의견이 달라도 화를 내지 않도록 하라.

제11조　뛰어난 활동과 성과, 그리고 잘못을 분명히 해 반드시 상벌을 내리도록 하라.

제12조　관리는 마음대로 민중으로부터 세를 걷어서는 안 된다.

제13조　관리는 자신뿐 아니라 다른 관리의 일도 알아두도록 하라.

제14조　관리는 서로에게 질투심을 가져서는 안 된다.

제15조　나라 일을 중요하게 여기고, 사리사욕을 버리도록 하라.

제16조　민중에게 시킬 때는 그 시기를 살펴 시키도록 하라.

제17조　중요한 것은 혼자 정하지 말고, 반드시 모두와 상담하도록 하라.

돌봄 공무원의 편지

 나가오 선생님, 마지막 편지 잘 읽었습니다. 저야말로 17회 동안 감사했습니다. '17세'를 불렀던 가수 모리타카 치사토, 그리고 17조 헌법…. 헤이세이 17년(2005년)에 '치매를 아는 지역 만들기 10개년 캠페인'이 시작되었습니다. 올해(2014년)가 마지막 해입니다만, 진짜 시작은 지금부터라 생각합니다.

 2012년에 '치매시책 추진 5개년 계획'(계획 기간은 2013년~2017년), 통칭 오렌지 플랜이 발표되었습니다만, 사업도 아직 모색 단계라는 생각이 듭니다. 치매 서포터 조직은 10개년 캠페인에서 오렌지 플랜으로 이어져왔습니다. 2년 전 세계 알츠하이머병 학회에서 이 조직을 소개한 뒤로 세계가 주목하는 조직이 되어가고 있습니다.

 저는 처음부터 실행위원으로 이 사업에 관여하고 있습니다. 처음에는 '치매란 주위에서 이해하고 관련 환경을 정비하면 환자는 평온하게 지낼 수 있다, 아버지가 경도치매이긴 했지만 자치회장까지 할 수 있었으니까' 하고 생각했습니다. 어머니는 아버지 때문에 안절부절못했지만, 아버지는 비교적 평온했던 것 같습니다. 일단 많은 사람이 치매에 관심을 가져준다면 이해는 점차 깊어질 거라고 생각했습니다. 치매 서포터의 당초 목표는 5년간 100만 명이었습니다. 이 사업에 '100만 캐러밴'이란 이름이 붙은 까닭입니다. 5년째 5월에 목표를 달성했습니다. 그 후에도 순조롭게 확장되어 가고 있습니다.

제가 캐러밴 메이트(서포터 강좌의 강사) 양성 연수를 위해 여기저기 다니기 시작하던 2006년 3월, 아버지와 어머니가 차례로 세상을 떠났습니다. 어머니의 장례식은 아버지가 돌아가시고 난 일주일 뒤였습니다.

아버지의 책상을 정리하던 중 아버지가 남긴 4권의 일기장을 발견했습니다.

저는 치매에 대해 조금은 알고 있었다고 생각했지만, 무심코 펼쳐본 일기장에서 제가 치매 환자의 기분은 아무것도 모르고 있었다는 사실을 알게 되었습니다. 평온하게 지낸다고 생각했던 아버지는 항상 불안한 마음을 품고 있었고 혼자서 치매에 맞서고 있었던 것입니다. 저는 아버지가 자신의 증상을 이해하지 못한다, 그래서 아무것도 느끼지 못할 것이라 생각했습니다. 그런 기색을 눈치 챈 적도 없었습니다. 일기장을 보고서야 '병식(病識-병을 자각함)'과 '병감(病感-실제로는 몸에 이상이 없는데 아프다고 느낌)'의 차이를 알았습니다. 또한 주변 사람이 치매를 이해하는 것만으로는 환자 본인이 안심할 수 있는 환경이 만들어졌다고는 할 수 없다는 사실도 깨달았습니다.

중요한 것은 환자와 함께 걸어가는 것입니다. 곁에 있어주는 것만으로는 부족합니다. 그러므로 후키다마리 연수회에서의 부동의 테마는 '치매 환자와 함께 걷고 함께 살기'입니다. **나가오 선생님은 '치매 환자의 조기 발견, 조기 치료란 과연 성립할 수 있는가?'라고 쓰셨는데, 저는 여기에서 '조기 공통 이해'가 필요해진다고 생각합니다.** 가족을 비롯해 '관계된 사람들'이 조기에 환자의 상태를 공통 이해하고 환자와 함께 걸어가야만 한다고 생각합니다. 환자가 혼자서 고민하고 싸워서는 안 됩니다.

　나가오 선생님은 시코쿠의 가가와 현에서 태어나셨죠? 잘 아시겠지만 시코쿠에는 '순례 문화'라는 것이 지금도 남아 있습니다. '접대' 문화죠. 조금이라도 참견하는 마음이 없다면 접대는 불가능합니다. 지금 지역사회에서 필요한 것은 이런 최소한의 참견이 아닐까요? 커뮤니티 말입니다.

　나가오 선생님이 말씀하신 대만의 '나가야 문화' 역시 마찬가지라고 생각합니다. 나가야 문화에는 한편으로 경관적인 의미도 있다고 생각합니다. 나무 문화, 목조건축이죠. 나가야 아케미 씨는 이렇게 말합니다.

　'옛날부터 살아서 익숙한 집(목조)이라면 치매 환자가 쉽게 진정할 수 있다.'

　환경, 그중에서도 자연이 지닌 힘은 이길 수 없습니다. 치매 환자에게는 산책이 좋다고 알려졌는데 그냥 걷는 것이 아니라 자연 속을 걷는 것이 좋습니다.

늙어간다는 것은 자연스러운 일입니다. 치매에 걸리는 것도 누워서 지내야만 하는 것도, 늙어서 죽어가는 도중에는 특별한 일이 아닙니다. 그런데 우리들은 '노화'와 '죽음'을 병원에 맡김으로써 사람의 마지막이 어떻게 되는지 배우지 못하게 되었습니다. 옛날에는 자연스럽게 살아가는 가운데 알 수 있었죠. 생명의 바통을 건네주는 일이 사라졌습니다. 자연스러운 것임에도 불구하고 '예방'이라고 해서, '노화'나 '치매', '누워만 있는 상태'도 그렇게 되면 안 되는 것처럼 여기고 있습니다. 그래서 더욱 '다른 사람에게는 말할 수 없다', '폐를 끼치기 싫다'란 생각이 강해지는 것은 아닐까요?

나이가 드는 것은 당연한 일이며 아무것도 잘못된 게 없습니다. 또한 아무것도 못하게 되거나 아무것도 모르게 되는 게 아닙니다. 할 수 있는 일은 소중히 하고 생활의 질을 유지할 수 있도록 찾아서 지원하면 되지 않을까요? 후지와라 시게루 씨가 '꿈의 호수마을'에서 하고 있는 '한 손으로 할 수 있는 요리교실'[81] 등은 정말 필요한 지원이라고 생각합니다.

나이 들어도 괜찮다.

치매에 걸려도 괜찮다.

누워만 있는 상태가 돼도 괜찮다.

지금까지 우리를 위해 최선을 다했으니, 우리가 할 수 있는 일은 조금이라도 돕게 해주세요.

---

81 한 손으로 할 수 있는 요리교실: 시설 이용자 중 한 손으로 요리하는 법을 익힌 편측마비 환자가 선생님이 되어 다른 편측마비 이용자들에게 한 손으로 할 수 있는 음식 만들기 노하우를 가르친다.

이렇게 말하는 것이 당연한 사회가 되어야 한다고 생각합니다. '피차일반'이라는 바통을 이어갔으면 좋겠습니다. 그것이 제 일입니다.

간병도 진화하고 있습니다. 누워만 있는 상태에서의 보살핌으로부터, 침상에서 벗어나 일어나게 하고 먹여주고 이동시켜주는 것으로 변화해왔습니다. 치매 환자를 가두거나 약으로 재우거나 묶어놓고 자유를 억압하는 일도 줄어들었습니다. '단순한 보살핌'에서 '자립 지원'으로, 집단 돌봄에서 개별 돌봄으로 변화했습니다. 이를 위한 기법이나 수단도 여러 가지 있습니다.

하지만 아직 간병 현장은 과도기입니다.

요양보험이 시작되고 시장이 급속히 커지고 있어서 일하는 사람의 질을 높이기보다는 현장의 직원 수를 채우는 것이 우선이었습니다. 그러나 이제 슬슬 제대로 질을 높여야 할 때입니다. 이를 위해서는 경험의 축적이 중요합니다. 더불어 지식과 기술을 높여야 합니다. 지식과 기술의 습득에는 끝이 없습니다. 매일 진화한다는 것을 의식해야 합니다.

남겨진 일기장을 보고 아버지의 생각을 알게 되자, 저는 더욱더 치매에 대해 잘 알아야겠다는 생각이 들었습니다.

이제는 아버지의 생각과 증상을 점점 더 이해하게 되었습니다. 저는 단 하나의 사례밖에 모르지만, 거기에서 제가 얼마나 많이 배웠는지 또한 제가 배운 것이 아버지와 이어져 있다는 것을 실감하고 있습니다.

'즐거움(카이)'을 '지키는(고)' 것이 '서로(고)'에게 '즐거움'이 되는 첫걸음. 모두 '카이고(간병)'입니다. 치매 서포터의 수가 늘어나고 있는 것은 사회 전체가 치매를 의식하게 되었다는 뜻입니다. 앞으로 의료와 간병이 좋은 방식으로 연계가 깊어지길 바랍니다. 평등한 관계가 되면 좋겠습니다.

치매는 두렵지 않습니다. 가족과 간병인만이 진화하는 것이 아닙니다. 은행, 농협, 슈퍼마켓, 생협, 우체국, 보험회사, 아파트, 행정관청, 경찰서, 소방서, 학교 등 지역의 모든 곳에서 치매 서포터가 탄생하고 있습니다. 안심하고 배회할 수 있는, 안심하고 치매에 걸릴 수 있는 사회가 되고 있습니다.

두렵지 않다면, 가족이 치매와 싸울 필요도 없습니다.

마지막으로 여러 권으로 된 아버지의 일기장 중 일부를 소개하고 싶습니다.

나가오 선생님, 또 에히메로 놀러 와주세요. 맛있는 생선과 술을 대접하겠습니다.

곤도 마코토의 아버지가 남긴 일기

1998년 10월 21일 맑음

요즘 일기 쓰는 것도 잊고 있었다. 여러 가지 생각을 할 때
이전에는 어떻게 했는지 참고하려 했는데, 이전 일이 기억나지 않는다.
역시 일기도 필요한 것 같다.

2000년 11월

11, 12, 13일, 일기 쓰는 것을 잊어버렸다.
지난 일을 떠올리려고 해도 흐릿하고, 제대로 기억나지 않는다.
이것도 나이 탓일까?
그래도 소변 기록만은 아내의 도움으로 그나마 기입하고 있다.

11월 14일 흐림

1.

12월 1일 맑음

1. 사이죠에서 사부로 군이 운전해서 아사노와 함께
내 병문안을 와줬다. 고마운 일이다.
건강하기 위해 매일 주의하면서 노력해야겠다 생각한다.

12월 17일 맑음

이마바리의 XX병원에 진료받으러 간다.(마코토의 차로,

X월 11일 맑고 때때로 흐림

1. 특별한 일 없이 하루가 지난다.

점심에 본가의 귤 농장에서 레몬을 조금 받았다. 양이 적다고
생각해서 서쪽 농장에 레몬 목적으로 갔다가 이요칸(귤의 한 종류)을
조금 받고 돌아와서 바보 같은 짓을 했다고 반성. 꽤 노망이
심해진 것 같아 조심해야겠다고 절실히 생각한다.

15일

몇 군데 성묘 다녀옴.

16일 흐림

요즘, 일기 쓰는 것을 잊어버리곤 한다.
꽤나 치매가 심해졌는지도 모르겠다.
그냥 하루가 흘러간다.
본가의 불전 참배

17일 맑음   일기 쓰는 것 잊어버림

18일 〃

19일 흐림, 저녁부터 비 조금

1. XX 씨네 대나무, 빨랫대 용으로 자르러 간다.

2. 뭔지 모르겠지만, 자꾸 잊어버릴 것 같다. 조심해야겠다.

X월 13일 맑음
언제랄 것 없이 일기 쓰는 것을 점점 잊어버리고 있다.
꽤나 치매가 심해진 것일까? 왠지 몸이 나른하다.

X월 27일 맑음
무더운 하루였다. 밭 말리기를 끝내고, 오늘은 물을 댄다. 요즘
치매가 시작됐는지 일기 쓰기와 다른 것들도 쉽게 잊어버리게 됐다.

X월 7일 맑음 때때로 흐림
1. 요즘 건망증이 심해져 일기 쓰는 것을 잊는 일이 잦아졌다.
생각해내려고 해도, 벌써 하루 전 일이 기억나지 않는다.
정신 단단히 차려야지 하면서도 역시 안 된다.

요즘은 하루 지나면, 어제 일을 떠올리기 어렵다.
치매가 시작됐다는 것에 주의해야겠다.

2. 낮부터: 낮잠을 잔다. 조금 더위를 먹은 것 같다. 살짝 치매가
시작됐는지 무엇인가를 잊어버리는 일이 잦아졌고, 전날 무엇을
했었는지 기억나지 않을 때가 있다.

224

10월 22일 흐림 때때로 맑음

1. 오늘은 마코토, 그리고 아내와 함께 이마바리에 있는 XX병원에 진찰을 다녀왔다. 생각보다 내 병이 좀처럼 좋아지지 않는다. 하루빨리 의사의 손에서 벗어날 수 있게 되면 좋겠다는 생각을 종종 하게 된다.

기분은 마음먹기에 달려 있기 때문일까,

평소 그다지 신경 쓰지 않고 있다 생각했는데.

11월 6일 맑음

모두에게 폐를 끼치고, 아내 미요코는 내 병수발을 드느라 고생하고 있다는 생각이 든다. 자기도 그다지 건강하지 않은데 정성을 다해 병수발을 들어주니 진심으로 고맙게 생각한다...

덕분에 오늘은 퇴원할 수 있었다. XX 의원에도 인사하러 가야지.

7일 맑음

수술 후 경과도 좋고, 오늘은 온종일 느긋하게 정양할 수 있었다. 아내를 비롯해 가족 모두의 상냥함에 감사한다.

아버지의 일기장에 숨겨져 있던 것

저는 지금도 그날의 일이 잊히지 않습니다. 그 일은 현재 제 활동의 출발점이기도 합니다. 그날은 바로 돌아가신 아버지의 일기장을 발견한 날입니다. 책상 깊숙한 곳에 잠들어 있던 4권의 노트, 바로 아버지의 일기장이었습니다.

무심코 펼친 페이지에서 충격을 받았습니다. 평안하게 지내셨다고 생각했는데 아버지가 이토록 괴롭고 슬프게 온 힘을 다해 치매와 싸우고 있었다니… 더군다나 아무에게도 말하지 않은 채 혼자서.

아마도 이때 제 안에서, 제가 벌이고 있는 또 다른 활동인 '만족사(滿足死)'라는 개념이 탄생했던 것 같습니다. 환자의 생각을 알지 못하면 아무리 열심히 돕고 살펴도 일방통행식의 만족일 뿐이라고 느꼈습니다.

아버지가 일기를 처음 쓰기 시작한 1998년은 단 한 페이지로 끝이 났습니다.

'이전 일이 기억나지 않는다. 역시 일기도 필요한 것 같다.'라는 문장을 마지막으로.

그리고 일기는 2000년 4월에 다시 시작되었습니다. 왜냐하면 아버지가 2년 동안 자치회장을 지낸 후 또다시 신사 대표를 맡기로 했기 때문입니다. 이때 어머니와 저는 당신 뜻대로만 하는 아버지에게 질려 했었는데, 아버지로서는 가혹한 싸움이 될 것을 각오한 나름의 도전이었던 것입니다. 일기장의 표지 뒷면에는 신사 대표에게 가장 중요한 정보인 신사의 제사를 맡은 신관의 전화번호가 또렷하게 적혀 있었습니다.

치매 증상이 서서히 진행함에 따라 어머니가 아버지를 책망하는 횟수가 늘었지만 좋았던(?) 것은 마지막까지 아버지가 어머니에게 '혹사'당했다는 것입니다. 제가 '만족사'를 이야기할 때 '손가락 하나까지 마저 다 쓰고 생을 마감하는 것이 중요하다'고 하는 것도 이런 두 분을 보았기 때문입니다. 아버지는 어머니를 돕고 지역사회에도 도움을 주며 아버지답게 돌아가셨다고 생각합니다.

환자의 가족들은 치매라는 것을 알게 된 후 치매와의 싸움에 도전을 시작합니다. 하지만 아마도 환자 본인은 훨씬 이전부터 싸우고 있었을 것입니다. 아버지의 일기장은 제게 그것을 가르쳐주었습니다.

치매와 관련된 사람들만 치매를 이해하면 되는 문제가 아니라,

사회 전체가 치매를 이해할 필요가 있다고 다시 한 번 생각했습니다. 중요한 것은 '환경 만들기'입니다. '어디에나 당연히 상냥함이 깃든 사회'를 만들고 싶었습니다. 치매와 싸우는 것이 아니라 한 명이라도 더 많은 사람에게 치매를 이해시키는 것에서부터 시작했습니다. 이것이 '치매 서포터 캐러밴'입니다.

저는 지방 공무원이지만 저희 마을이 좋아지기 위해서는 옆 마을과 또 그 옆 마을, 즉 사회 전체가 변해야 한다고 느꼈습니다. 이런 생각은 점점 강해졌습니다. 그래서 공무원답지 않은지도 모르겠습니다.

그러던 중 이 책의 집필을 제안받았습니다. 나가오 선생님과는 치매보다도 평온사(平穩死, 제 주장으로는 '만족사')와 관련된 인연이 먼저입니다. 우리는 서로 '산다'는 것이 무엇인지 생각하고, 일상생활의 기본으로 삼는다는 관점이 같았습니다. 덕분에 하고 싶은 말을 그대로 쓸 수 있었습니다. 감사한 일입니다.

얼마 전 도쿄에서 '치매 정상회담' 일본회의가 개최되었습니다. 치매는 현재 세계적인 문제입니다. 세계보건기구(WHO)의 셰카르 삭세나(Shekhar Saxena) 정신건강 디렉터도 와서 일본의 치매 서포터 시스템을 평가했습니다. 또 일본의 아베 총리도 이 회의에 참석해 국가 차원의 전략 수립 방침을 밝혔습니다.

저의 솔직한 감상은 '헛공론은 이제 필요 없다. 착실하게 실속 있는 것을 확실히 해 나가자.' 하는 것입니다.

아직은 저도 공부가 부족합니다. 나가오 선생님이 말씀하신 것처럼 의료나 간병에는 여전히 잘못된 점이 많을지도 모릅니다. 하지만 그것을 깨닫고 열심히 하는 사람도 늘고 있습니다.

가능하면 이 책을 계기로 한 사람이라도 더 많은 사람이 치매를 자신의 일로 생각하고, '치매와 싸우지 않아도 되고 치매에 걸려도 괜찮은 사회를 만들자'고 생각해준다면 더할 나위 없이 기쁠 것입니다.

따뜻한 시선으로 원고의 기획과 편집을 이끌어주신 북맨샤의 고미야 아카리 씨에게 감사드리고, 지난 10년 동안의 치매 서포터 캐러밴 활동 중에 제가 만났던 그리고 제게 가르침을 주신 많은 분들께 마음속 깊이 감사의 말씀을 올립니다.

마지막으로 일기장을 남겨주신 부모님께 감사드립니다.

돌봄 공무원 곤도 마코토

치매와 싸우지 마세요

2017년 8월 25일 초판 1쇄 인쇄
2017년 9월 5일 초판 1쇄 발행

지은이 나가오 가즈히로·곤도 마코토
옮긴이 안상현
펴낸이 윤지환
편집자 조남주
디자인 표지 아이디스퀘어, 본문 정진선
펴낸곳 윤출판
출판신고 2013. 2. 26. 제2013-000023호
주소 경기도 성남시 분당구 불곡남로 29번길 8, 1층
전화 070-7722-4341   팩스 0303-3440-4341
전자우편 yoonpub@naver.com

ⓒ 나가오 가즈히로·곤도 마코토 2017
ISBN 979-11-87392-06-4 03510

이 도서의 국립중앙도서관 출판사도서목록(CIP)은 서지정보유통지원시스템
(http://seoji.nl.go.kr)과 국가자료 공동목록시스템(http://www.nl.go.kr/kolisnet)에서
이용하실 수 있습니다. (CIP 제어번호: CIP2017019603)